Clement Kurulemve Okpora

Solução Cardioplégica e Preservação do Coração Isquémico

Clement Kurulemve Okpora

Solução Cardioplégica e Preservação do Coração Isquémico

Solução Cardioplégica e Preservação do Coração Isquémico Durante a Reperfusão

ScienciaScripts

Imprint

Any brand names and product names mentioned in this book are subject to trademark, brand or patent protection and are trademarks or registered trademarks of their respective holders. The use of brand names, product names, common names, trade names, product descriptions etc. even without a particular marking in this work is in no way to be construed to mean that such names may be regarded as unrestricted in respect of trademark and brand protection legislation and could thus be used by anyone.

Cover image: www.ingimage.com

This book is a translation from the original published under ISBN 978-620-2-06732-4.

Publisher:
Sciencia Scripts
is a trademark of
Dodo Books Indian Ocean Ltd. and OmniScriptum S.R.L publishing group

120 High Road, East Finchley, London, N2 9ED, United Kingdom
Str. Armeneasca 28/1, office 1, Chisinau MD-2012, Republic of Moldova, Europe
Printed at: see last page
ISBN: 978-620-7-92863-7

ÍNDICE DE CONTEÚDOS

DEDICAÇÃO

Este livro é dedicado às seguintes pessoas:

O meu falecido pai, o Chefe Abel Enwuviko Okpora

O meu falecido irmão, Sr. Innocent Ovunezi Okpora e

O meu falecido tio, Sr. Nelson Achinihu Okala, a quem, à medida que percorro o caminho da vida, as suas luzes brilham e iluminam a senda da retidão que planearam e canalizaram para mim.

RECONHECIMENTO

O autor está em dívida para com os seguintes:

A sua esposa, Sra. Theresa I Okpora, e os seus filhos, pela sua paciência e apoio moral durante todo o período deste trabalho de investigação e da redação deste livro.

John Bevan Gavin, antigo Chefe do Departamento de Patologia da Faculdade de Medicina da Universidade de Auckland e antigo Vice-Chanceler em exercício da Universidade de Auckland, Nova Zelândia, por o ter orientado no domínio da investigação sobre o coração, e à equipa de secretariado, Catherine siow, por ter dactilografado pacientemente o manuscrito deste livro.

CAPÍTULO 1

1.1 EFEITOS DO ASPARTATO NA RECUPERAÇÃO FUNCIONAL DE CORAÇÕES SUBMETIDOS A CARDIOPLEGIA HIPOTÉRMICA

1.2 RESUMO

Este estudo investigou os efeitos do aspartato na recuperação funcional de corações submetidos a cardioplegia hipotérmica. Foram utilizados trinta e dois ratos adultos, machos, da raça wistar albina, pesando entre 270 e 330 g, fornecidos pelo Animal Research Laboratory da University of Auckland School of Medicine Newzealand. Os ratos foram anestesiados com éter dietílico e também injectados com heparina na veia da cauda, após o que os corações foram rapidamente excisados através de uma toracotomia esquerda. Thomas Hospital Cardioplegic Solution (STHS) sem aspartato e reperfundidos com tampão Krebs Henseleit (KHB) sem aspartato (STH/R). O Grupo II foi armazenado com STHS contendo 20 mM de aspartato e reperfundido com KHB sem aspartato (STH+/R). O Grupo III foi armazenado em STHS sem aspartato e reperfundido com KHB contendo 20mM de aspartato (STH/R+), enquanto o Grupo IV foi armazenado em STHS contendo 20mM de aspartato e reperfundido com KHB contendo 20mM de aspartato (STH+/R+). Foi efectuada uma preparação de coração de trabalho isolado (Langendorff). Os corações foram ligados a cânulas através das quais foram perfundidos com tampão Krebs Hensleit. Foram medidos os valores de controlo pré-isquémico das funções cardíacas (frequência cardíaca, pressão aórtica, fluxo coronário e fluxo aórtico). Os corações foram então parados durante 10 horas, após o que foram novamente montados e reperfundidos com KHB com ou sem aspartato e os valores dos índices pós-isquémicos das funções ventriculares esquerdas foram registados. As funções cardíacas antes da paragem em todos os grupos eram estáveis e comparáveis em todos os grupos, sem diferença significativa em qualquer variável, enquanto os valores pós-isquémicos em todas as variáveis nos vários grupos mostravam algumas diferenças.

Com a progressão da reperfusão, verificou-se uma diminuição em todos os grupos, exceto no grupo que recebeu apenas aspartato durante o armazenamento. Este grupo continuou a manter um valor médio superior ao dos restantes grupos que não receberam aspartato, tanto durante o armazenamento como durante a reperfusão. Thomas Hospital Cardioplegic Solution durante o armazenamento hipotérmico de corações de ratos melhorou a recuperação pós-isquémica da função venticular esquerda.

Palavras-chave: Aspartato, Isquémia, Cardioplegia, Reperfusão, Corações, Langendorff

1.3 INTRODUÇÃO

A doença isquémica do coração é a principal causa de morte na maioria dos países desenvolvidos do mundo. Na Nova Zelândia, em 1984, 25% das mortes de mulheres e 31% das mortes de homens foram atribuídas a esta causa (N.Z Health Statistics Report 1986).

A lesão isquémica do coração resulta geralmente de uma redução do fluxo sanguíneo para o miocárdio na sequência da oclusão de um ramo das artérias coronárias. Esta situação impede que as células recebam o oxigénio e os nutrientes necessários aos processos metabólicos que permitem o seu bom funcionamento e permite a acumulação de metabolitos. Se a isquémia persistir, as células do miocárdio acabam por ficar irreversivelmente lesadas e morrem, formando um enfarte do miocárdio que pode levar à morte do indivíduo afetado (Hygenholtz 1988).

A lesão isquémica e talvez também a lesão de reperfusão também podem afetar o coração quando o seu fornecimento de sangue é interrompido por razões cirúrgicas, por exemplo, nos corações de dadores excisados que aguardam transplante ou quando o coração é parado para permitir uma cirurgia de coração aberto. Estes corações são normalmente perfundidos com uma solução cardioplégica que interrompe o batimento cardíaco, conservando assim os metabolitos de alta energia e reduzindo a taxa de lesão isquémica. A melhoria da cardioplegia, que permitiria intervalos mais longos de armazenamento seguro, aumentaria o número de corações de dadores e, consequentemente, a disponibilidade de transplantes cardíacos. Do mesmo modo, períodos mais longos de paragem cardíaca in situ permitiriam a realização de cirurgias cardíacas mais complexas com menor risco de lesão isquémica (Hearse *et al;* 1981).

Thomas Hospital (STH) (Hearse *et al;* 1981), que foi desenvolvida com base na sua capacidade de permitir que corações isolados de ratos recuperassem a função de bomba cardíaca após intervalos de paragem cardíaca normotérmica (37°C) ou de hipotermia ligeira (20°C) (Hearse *et al;* 1976). Trata-se de uma solução relativamente simples que se assemelha ao fluido extracelular, na medida em que contém concentrações relativamente elevadas de iões de sódio, potássio, magnésio e cálcio em tampão de bicarbonato. No entanto, não contém quaisquer substratos metabólicos que possam aumentar o metabolismo energético durante ou após a paragem cardíaca (Hearse *et al;* 1981).

Foi demonstrado que a adição de aspartato à solução cardioplégica do St. Thomas Hospital (STH) (Choong *et al;* 1990) pode prolongar o intervalo para além do qual a recuperação total ainda é possível em até 25%. No entanto, o mecanismo de ação do aspartato não é totalmente compreendido. Além disso, ainda não foi determinado se o aspartato teria alguma ação protetora se fosse fornecido ao miocárdio durante a reperfusão pós-isquémica, quando o coração está a reconstituir as suas reservas de energia esgotadas e quando podem ocorrer danos por reoxigenação. A investigação aqui descrita definiu o efeito do aspartato na função cardíaca quando presente na solução de STH e adicionado como suplemento durante a reperfusão.

1.4 MATERIAIS E MÉTODOS

Foram utilizados trinta e dois ratos Wistar albinos machos adultos de raça pura, pesando entre 270 e 330 gramas, fornecidos pelo Animal Research Laboratories da University Of Auckland School Of Medicine.

Trinta e dois corações formaram os quatro grupos experimentais (n=8) nos quais se baseiam as conclusões desta investigação. Thomas Hospital (STH) sem aspartato e reperfundidos com tampão Krebs-Henseleit (KHB) sem aspartato (STH/R). Os corações do grupo dois foram presos e armazenados em solução STH contendo 20 mMol de aspartato e reperfundidos com KHB sem aspartato (STH+/R). Os corações do grupo três foram presos e armazenados em solução de STH sem aspartato e reperfundidos com KHB contendo 20 mMol de aspartato (STH/R+). Os corações do grupo quatro foram presos e armazenados em solução de STH contendo 20 mMol de aspartato e reperfundidos com KHB contendo 20 mMol de aspartato (STH+/R+). Todos os animais foram anestesiados individualmente por inalação de éter dietílico em campânula, e a heparina (200 UI/kg) foi injectada na veia caudal. Um minuto depois, o coração foi rapidamente excisado através de uma toracotomia esquerda, tendo o cuidado de preservar comprimentos adequados da aorta e da veia pulmonar para a canulação, e depois imerso em solução tampão de bicarbonato de Krebs-Henseleit fria (4°C) para parar a atividade contrátil.

Foram então efectuadas preparações isoladas de corações de trabalho perfundidos (Langendorff *et al*; 1895; Neely *et al*; 1967, Hearse *et al.*, 1975). Para tal, cada coração foi ligado a uma cânula aórtica, através da qual foi imediatamente perfundido com KHB a partir de um reservatório (o reservatório de Langendorff) localizado 100 cm acima do coração com tampão de bicarbonato de Krebs-Henseleit (pH 7,4 a 37°C), que foi oxigenado por borbulhamento com 95% de O_2 e 5% de CO_2. Nos três minutos seguintes, a aurícula esquerda foi também canulada e o coração foi então convertido numa preparação de trabalho, mudando o fornecimento de perfusato para a aurícula esquerda a uma pressão de 20 cm H_2O. O perfusato foi então ejectado espontaneamente pelo ventrículo esquerdo em batimento para a cânula aórtica contra uma pressão hidrostática de 100 cm H_2O. Todo o sistema foi revestido com água para manter o coração a 37°C.

Durante os 20 minutos seguintes, os valores de controlo pré-isquémico da função cardíaca (frequência cardíaca, pressão aórtica, taxa de fluxo coronário e taxa de fluxo aórtico) foram medidos de 5 em 5 minutos. A pressão aórtica e a frequência cardíaca foram monitorizadas através do braço lateral da cânula aórtica com um transdutor de pressão (Statham Model P23XL, Gould Inc., Oxnard, Califórnia) e um registador (Neotrace 400 2EF, Neomedix Systems, Pye Ltd., Sydney, Áustria). As taxas de fluxo aórtico foram indicadas por um fluxómetro em linha e as taxas de fluxo coronário por recolha cronometrada de perfusafe drenado do ápice do coração. O fornecimento de perfusafe foi então comutado de volta para a cânula aórtica e a preparação para o modo de não funcionamento de Langendorff (1895) durante três minutos e o fluxo coronário foi novamente medido.

Em seguida, cada coração foi imobilizado através da fixação de ambas as cânulas e da perfusão da vasculatura coronária com uma solução cardioplégica oxigenada através de um braço lateral da cânula aórtica durante três minutos a 4°C a partir de um reservatório localizado 80 cm acima do coração. Tomou-se o cuidado de evitar bolhas de ar e todo o sistema foi mantido a 4°C. O coração foi então transferido, ainda ligado ao sistema de cânula desmontável (**Choong** *et al*; 1989), para ser imerso num copo contendo a mesma solução cardioplégica utilizada na paragem cardíaca, e foi armazenado durante 10 **horas** a 4°C.

Após 10 horas, os corações foram montados novamente no aparelho de perfusão e **reperfundidos** com tampão KHB oxigenado com ou sem aspartato a **37°C** através da aorta no modo **não** funcional durante 10 minutos para simular a circulação extracorpórea seguida de reperfusão coronária. O fluxo coronário foi medido a cada dois minutos. Os corações foram então convertidos para o modo de trabalho e os índices de função ventricular esquerda foram novamente registados a cada cinco minutos durante um período de 20 minutos. Os corações que não conseguiram gerar um **fluxo** aórtico contra a cabeça de pressão de 100 cm H2O em 30 segundos foram trocados de novo e perfundidos no modo de não trabalho. Cinco minutos depois, foram novamente colocados no modo de trabalho. Aqueles que ainda não conseguiram gerar fluxo aórtico em 30 segundos foram novamente colocados no modo de não funcionamento. Este procedimento foi repetido até ao final dos 30 minutos de reperfusão.

Os índices **pós-isquémicos** da função cardíaca foram expressos em percentagem **dos** obtidos antes da paragem cardioplégica (função pré-paragem). O débito **cardíaco** foi derivado da soma das taxas de fluxo aórtico e coronário. Todos os resultados foram expressos como erro padrão médio para cada grupo.

Foi utilizada uma **análise** de variância (ANOVA) de uma via para determinar a importância das diferenças entre os vários grupos. Quando foram detectados valores F significativos, foi utilizado o teste de Scheffe (Munro *et al* 1989) para determinar quais as diferenças significativas entre os grupos. As diferenças foram consideradas estatisticamente significativas se o valor de P fosse inferior a 0,05.

1.5 RESULTADOS

Este estudo investigou os efeitos do aspartato na recuperação funcional de corações submetidos à cardioplegia hipotérmica e os resultados obtidos foram os apresentados a seguir.

De 20 a 23 ml de solução cardioplégica fria foram infundidos nos corações durante o intervalo de três minutos de paragem cardíaca. As funções cardíacas antes da paragem eram estáveis e comparáveis em todos os grupos, sem diferenças significativas em qualquer variável. Isto é ilustrado na tabela 1.

TABLE 1

Esta tabela mostra os valores médios dos grupos (média + erro padrão) para os indicadores da função cardíaca antes do repouso.

STH = Solução hospitalar St. Thomas

Função	STH/R	STH+/R	STH/R+	STH+/R+
Fluxo coronário (ml/min)	19.8+1.2	22.4+0.98	20.6+0.7	22.4+1.6
fluxo aórtico (ml/min)	46+4.1	41.5+1.9	53+4.1	54.1+3.9
Débito cardíaco (ml/min)	57.7+4.0	53.6+2.9	64.9+4.1	66.5+4.2
Frequência cardíaca (batimentos/min)	300+15	303.8+19.2	285+13.9	300+9.8
Pressão aórtica (mmHg	76.9+7.4	78.9+4.7	89.4+6.3	76.1+6.0

R = reperfusão com KHB

Os índices da função ventricular esquerda nos quatro grupos após 10 horas de paragem e 30 minutos de reperfusão são apresentados na tabela 2. As Tabelas 3, 4, 5 e 6 ilustram a recuperação pós-isquémica dos caudais coronários, frequências cardíacas, pressão aórtica e caudais aórticos, respetivamente, durante o período de 30 minutos de reperfusão

TABLE 2

Esta tabela mostra os valores médios dos grupos (média + erro padrão) para a função cardíaca após a reperfusão. Estes valores são expressos em percentagem dos valores anteriores à paragem.

STH = Solução hospitalar St. Thomas

R = reperfusão com KHB

+=   incluindo 20 mM de aspartato

Função	STH/R	STH+/R	STH/R+	STH+/R+
Fluxo coronário (ml/min)	67.1+5.8	74.4+7.3	93.6+6.9	115.8+10.8
fluxo aórtico (ml/min)	11.9+5.9	32.2+7.5	6.2+4.1	0+0
Débito cardíaco (ml/min)	42.1+5.9	56.3+6.9	25.6+5.2	21.3+2.7
Frequência cardíaca (batimentos/min)	30.1+14.9	88.4+8.5	45.9+17.7	40.6+9.6
Pressão aórtica (mmHg	32.9+21.0	71.9+10.9	16.4+8.2	16.5+4.6

A taxa média de fluxo coronário no início da reperfusão foi superior à observada antes da paragem em todos os grupos (Tabela 3), particularmente no grupo que recebeu aspartato durante a isquémia e a reperfusão. Em todos os grupos, registou-se um declínio progressivo à medida que a reperfusão prosseguia. No final da reperfusão, o único grupo em que a média do fluxo coronário era superior à do pré-paragem foi o grupo que recebeu aspartato durante a armazenagem e a reperfusão. A média desse grupo foi significativamente maior do que a do grupo que não recebeu aspartato e a do grupo que recebeu aspartato apenas durante o armazenamento (Tabela 2). O grupo que apresentou o menor fluxo coronariano não recebeu aspartato.

TABLE 3

Esta tabela mostra o valor médio dos grupos (média + erro padrão) para a recuperação pós-isquémica da taxa de fluxo coronário, durante o período de reperfusão de 30 minutos. Os dados são expressos em percentagem dos valores correspondentes antes do repouso.

STH = Solução hospitalar St. Thomas

R= reperfusão com KHB

Tempo de reperfusão (mins)	STH/R	STH+/R	STH/R+	STH+/R+
2	104.2+6.22	115.6+8.8	112.2+8.5	135.3+11.2
5	105.6+6.0	105.9+11.2	116.6+8.1	132.8+8.4
7	103.3+6.0	96.0+8.5	115.6+8.1	132.0+12.1
10	99.4+5.2	100.3+9.3	113.7+8.4	135.1 + 10.1
15	88.1+3.5	95.1+7.9	106.0+10.3	124.2+9.0
20	73.3+6.4	78.2+6.9	96.4+7.8	119.2+8.9
25	70.5+6.1	73.9+7.7	95.8+7.3	116.4+13.6
30	67.1+5.8	74.4+7.3	93.7+6.9	113.3+16.6

No início da reperfusão, a frequência cardíaca média em todos os grupos era inferior aos valores pré-repouso (Tabela 4). À medida que a reperfusão progrediu, verificou-se uma diminuição em todos os grupos, exceto no grupo que recebeu aspartato apenas durante o armazenamento. Este grupo continuou a manter um valor médio mais elevado do que os restantes grupos (Tabela 4). A média deste grupo foi significativamente superior à do grupo que não recebeu aspartato durante o armazenamento e a reperfusão (Tabela 2).

TABLE 4

Esta tabela mostra o valor médio dos grupos (média + erro padrão) para a recuperação pós-isquémica da frequência cardíaca, durante o período de reperfusão de 30 minutos. Os dados são expressos em percentagem dos valores correspondentes antes do repouso.

STH = Solução hospitalar St. Thomas

R= reperfusão com KHB

+ = incluindo 20 mM de aspartato

Tempo de reperfusão (mins)	STH/R	STH+/R	STH/R+	STH+/R+
2	32.3+15.8	60.0+17.7	20.3+13.4	45.2+17.5
5	65.1+14.5	58.9+17.4	31.5+15.9	56.9+13.3
7	44.8+16.4	75.7+17.7	32.6+15.9	67.6+10.1
10	44.8+16.4	80.5+12.3	21.5+14.1	70.7+11.0
15	37.0+15.8	96.7+6.9	34.2+13.2	43.9+7.1
20	30.1+14.9	89.3+7.9	48.7+14.5	37.0+8.5
25	31.3+15.3	87.1+8.5	44.9+17.3	41.6+10.2
30	30.1 + 14.9	88.3+8.5	45.9+17.7	41.6+2.9

Durante todo o período de reperfusão, a pressão aórtica média de todos os grupos foi inferior à observada antes da parada, com exceção da média do grupo que recebeu aspartato apenas durante o armazenamento. Neste grupo em particular, a média recuperou brevemente o valor normal e depois diminuiu, mas ainda era mais alta do que os valores para os outros grupos (Tabela 5). A média deste grupo foi significativamente superior à média do grupo que recebeu aspartato apenas durante a reperfusão e à média do grupo que recebeu aspartato tanto durante o armazenamento como durante a reperfusão (Tabela 2).

TABLE 5

Esta tabela mostra o valor médio dos grupos (média + erro padrão) para a recuperação pós-isquémica da pressão aórtica durante o período de reperfusão de 30 minutos. Os dados são expressos em percentagem dos valores correspondentes antes do repouso.

STH = Solução hospitalar St. Thomas

R=   reperfusão com KHB

+=   incluindo 20 mM de aspartato

Tempo de reperfusão (mins)	STH/R	STH+/R	STH/R+	STH+/R+
2	35.3+18.1	81.3+25.3	45.8+30.1	62.0+30.2
5	70.0+19.2	83.8+25.8	63.3+31.4	89.2+27.5
7	41.9+17.7	109.4+18.2	35.4+27.4	87.6+22.4
10	41.9+17.7	107.3+18.9	41.7+27.2	85.5+23.4
15	39.0+22.8	91.8+13.7	16.3+7.9	27.4+6.5
20	36.8+21.5	73.2+10.6	27.6+10.2	15.9+5.1
25	33.6+20.0	76.1+8.4	19.0+7.9	16.9+5.3
30	32.9+20.0	71.8+10.9	16.4+8.2	18.1+5.3

Dos dez aos trinta minutos de reperfusão, a média do fluxo aórtico em todos os grupos ficou abaixo da média observada antes da parada cardíaca. Nenhum dos corações do grupo que recebeu aspartato durante o armazenamento e a reperfusão foi capaz de restabelecer o fluxo aórtico durante todo o período de reperfusão. O grupo que recebeu aspartato apenas durante o armazenamento apresentou a maior média (variação de 21,9-32,2%) (Tabela 6). A média deste grupo foi significativamente maior do que a do grupo que recebeu aspartato apenas durante a reperfusão e maior do que a média do grupo que recebeu aspartato durante o armazenamento e a reperfusão (Tabela 2).

QUADRO 6

Esta tabela mostra o valor médio dos grupos (média + erro padrão) para a recuperação pós-isquémica das taxas de fluxo aórtico durante o período de reperfusão de 30 minutos. Os dados são expressos em percentagem dos valores correspondentes antes do repouso.

STH = Solução hospitalar St. Thomas

R = reperfusão com KHB

+= incluindo 20 mM de aspartato

Tempo de reperfusão (mins)	STH/R	STH+/R	STH/R+	STH+/R+
2	0+0	0+0	0+0	0+0
5	0+0	0+0	0+0	0+0
7	0+0	0+0	0+0	0+0
10	0+0	0+0	0+0	0+0
15	14.3+7.9	21.9+8.7	2.9+2.9	0+0
20	12.8+6.6	34.2+7.3	6.5+4.2	0+0
25	11.5+5.7	32.4+8.0	6.3+4.1	0+0
30	11.7+5.7	32.2+7.5	6.2+4.1	0+0

O débito cardíaco médio no final da reperfusão em todos os grupos era substancialmente menor do que antes da paragem. A maior recuperação (56,3 + 6,9%) foi no grupo STH+/R e a pior (21,3+ 2,7) foi no grupo STH+/R+. A diferença entre estes grupos (mas entre nenhum dos outros) foi estatisticamente significativa

1.6 DISCUSSÕES

Esta investigação utilizou cinco índices de função cardíaca para avaliar a paragem cardioplégica. Alguns deles (fluxo coronário, frequência cardíaca e pressão aórtica) fornecem informações directas sobre aspectos particulares da função cardíaca. No entanto, a capacidade do ventrículo esquerdo para desenvolver e manter um fluxo aórtico contra um gradiente de pressão equivalente à pressão arterial sistólica normal é o melhor índice global da função ventricular esquerda. O débito cardíaco é simplesmente a soma dos fluxos coronário e aórtico, e tem um valor limitado, especialmente em corações pós-isquémicos que não produziram qualquer fluxo aórtico sob carga.

A adição de 20mM de aspartato ao STH durante o armazenamento a 4°C por 10 horas melhorou significativamente a recuperação do fluxo coronário, da frequência cardíaca e da pressão aórtica. O fluxo aórtico também foi melhorado em comparação com o STH não suplementado, confirmando a descoberta semelhante de Choong e Gavin (1990). No entanto, esta diferença específica não foi estatisticamente significativa e não teve a mesma magnitude que a registada anteriormente (Choong e Gavin 1990).

Os eventos que ocorrem em corações isquémicos reperfundidos foram extensivamente revistos por vários investigadores (Werns *et al;* 1986, Simpson e Luchesi 1987 e Fox *et al;* 1987).

Acredita-se que a reintrodução de oxigénio molecular está associada a estas alterações na integridade da célula. Quando o coração de rato isquémico é reperfundido com um líquido que não contém oxigénio, não se verifica um aumento dos danos ultra-estruturais nem um aumento significativo da fuga de enzimas. Por conseguinte, alguns investigadores defendem que a readmissão de oxigénio nos corações isquémicos é a principal causa destas alterações dramáticas (chambers *et al;* 1985, MC Cord *et al;* 1985).

A relativa ausência de provas de lesões de reperfusão no grupo STH+/R indica que muito poucos miócitos e células endoteliais sofreram lesões irreversíveis durante os intervalos isquémicos e sugere que o aspartato protege de alguma forma as células contra as lesões isquémicas. No entanto, este argumento é um pouco enfraquecido pela evidência de danos de reperfusão no grupo STH+/R+.

A suplementação com aspartato durante o armazenamento e a reperfusão (Quadro 2) melhorou significativamente a taxa de fluxo coronário pós-isquémico. O mecanismo responsável pela diferença pode ter sido um efeito protetor sobre a microvasculatura, uma vez que havia relativamente poucos danos estruturais nos capilares nestes corações. Maxwell e Gavin (1990) demonstraram que os danos ultra-estruturais que resultam da reperfusão do miocárdio isquémico estão associados a alguma, mas não a toda, a incompetência microvascular que se desenvolve na reperfusão.

A exposição ao aspartato durante o armazenamento aumentou significativamente os corações pós-isquémicos (Quadro 2), mas se estivesse presente no reperfusado, a frequência cardíaca não era significativamente superior à do grupo de controlo. Este aumento da frequência cardíaca é provavelmente a razão para o fluxo aórtico superior observado no grupo STH+/R. Diferenças semelhantes foram evidentes em relação à pressão aórtica (Tabela 2).

O débito cardíaco é a soma do fluxo coronário e do fluxo aórtico. Os grupos que tinham os fluxos coronários mais elevados tendiam a ter o fluxo aórtico mais baixo, o que reduziu as diferenças entre eles. No entanto, a média do grupo STH+/R+ foi significativamente inferior (menos de metade) à do grupo STH+/R, confirmando o efeito deletério da reperfusão com a adição de aspartato.

Thomas Hospital Cardioplegic solution utilizada durante a paragem e armazenamento hipotérmico de corações de ratos explantados, melhora a recuperação pós-isquémica da função ventricular esquerda

1.7 REFERÊNCIAS

Algani K.D, Weisel R.D, Caldarone C.A, Maganti M, Tsang K e Yau TM

(2013) A microplegia durante a cirurgia de revascularização do miocárdio foi associada a uma menor síndrome de baixo débito cardíaco: uma comparação de propensão. *Annals of Thoracic Surgery* **95**(5):1532-1538.

Charette K, Gerah R, Quagebeur J, Chen J, Riley D, Mongero L, Corda R e Bacha E (2012).Técnica de proteção miocárdica de dose única utilizando a solução delNidoCardioplegia durante procedimentos de cirurgia cardíaca Cangenital. *Perfusion* **27**(2):98-103.

Choong YS and Gavin J.B, (1990) L-aspartate improves the functionary recovery of explanted hearts stored in St. Thomas Hospital Cardioplegic Solution at 4°C. *Journal of Thoracic Cardiovascular Surgery* **99**:510-517.

Chambers D.E, Parks D.A, Patterson G, Roy R, McCord JM, Yoshida S, Parmley LF e Dononey JM (1985). Xanthin Oxidase as a Source of free radical damage in myocardial ischaemia.*Journal of Molecular cell Cardiology* **17**:145-152.

Dalgas C, Povlsen JA, Lofgren B, Erichson S.B, and Botker HE(2012) Effect of falty acids on Cardioprotection by pre ischaemic inhibition of the Malate - aspartate shuttle. *Clinical Experimental Pharmacological Physiology* **39**:878-885.

Fox K.A, Saffitz J.E e Corr PB (1987) Patho physiology of myocardial reperfusion injury.*Cardiology Clinic* **5**:31-48.

Hearse D.J, Humphrey S., Nayler W, Slade A, e Bordu O (1975) Ultrastructural damage associated with reoxygenation of anoxic myocardium. *Journal of Molecular Cell Cardiology* **7**:315-324.

Hearse DJ, Brainbridge MV e Jynge P (1981) Protection of Ischaemic myocardium *Circ Research* **60**:375-383.

Hearse Dj,Stewart DA, Brainbridge MV (1976) Cellular protection during myocardial ischaemia.The development and characterization procedure for the induction of reversible ischaemic arrest *Circ.* **54**:193-202.

Langendorff O. (1895) Undersuchungen am uberbender Saugestierherzen. *Pflugers Arch* **61**:291-332.

Munro BH, Page EB, e Visintainer MA (1986).In: statistical Methods for Health Care Research.Differences among group means one way analysis of variance. *LippinCott. Co, Philadelphia* 175-199.

McCord Jm, (1985) O radical livre derivado do oxigénio na lesão tecidular pós-isquémia. *New England Journal of Medicine.* **312**:159-163.

Maxwell L,e Gavin JB (1990). The contribution of reperfusion to the pathogenesis of post-ischaemic microvascular incompetence.*Journal of Molecular Cell Cardiology* **22**(9):vii(Abstract).

New Zealand Health Statistics Report(1986).Mortality and demographic data 1984.National Health Statistics Centre Department of Health, Wellington, New Zealand.

Hugenholtz P.G (1988) Toreperfuse or not to reperfuse which is the question? *Journal of Molecular Cell Cardiology* **20**:367-369.

Neely J.R, Liebermeister H, Battersby E.J e Morgan H (1967) Efeito do desenvolvimento da pressão no consumo de oxigénio pelo coração isolado do rato. *American Journal of Physiology* **212**:804-814.

Nielsen TT, Stottrup NB, Lofgren B, e Bodker HE (2011) Metabolic Fingerprint of ischaemic cardioprotection: importance of the Malate-aspartate shuttle. *Investigação Cardiovascular* **91:382-391.**

Stottrup NB, Lofgren B, Brikler RD, Nielson JM, and Klang L (2010) Inhibition of the Malate - aspartate shuttle by pre - ischaemic amino oxy acetate loading of the heart induces Cardioprotection. *Cardiovascular Research* **88**:257-266.

Simpson PJ, e Luchesi BR (1987). Radicais livres e lesão de isquémia e reperfusão do miocárdio.*Journal of Laboratory Clinical Medicine* **110**:13-30.

Takeuchi K, Kao-Danh H, Kawai A, Ohkado A, Konishi H, McGowan FX, e Del Nido PJ. (1999)Preservação prolongada do coração canino perfundido com sangue com solução promotora de glicólise.*Annals of thoracic Surgery* **68**(3):903-907.

Hawang H, Arcidi JM, Hale SL, Simkhovich B.Z, Belardinelli L, Dhalla AK, Shryock J.C e Kloner RA (2009).Ranolazineas a Cardioplegia additives improves recovery of diastolic function in isolated rat hearts. *Circulation* **120**(suppl 1):516-521.

Vianna FF, Shi WY, Hayward P.A, Larobina M.E, Liskaser F e Matalanis G. (2013) Cardioplegia de custódia versus sangue em operações cardíacas completas, uma experiência australiana. *European Journal of Cardiothoracic Surgery* **43**(3):526-531.

Werns S.W, Shea MJ, e Luchesi BR (1986).Radicais livres e lesão miocárdica: Pharmacologic implications.*Circulation* **74**:1-5

CAPÍTULO 2

2.1 EFICÁCIA DO L- ASPARTATO NA MINIMIZAÇÃO DA LESÃO ISQUÉMICA E DE REPERFUSÃO EM CORAÇÕES PRESERVADOS EM SOLUÇÃO CARDIOPLÉGICA HIPOTÉRMICA

2.2 RESUMO

Este trabalho de investigação avaliou experimentalmente a eficácia do L-aspartato na minimização da lesão de isquémia e reperfusão em corações conservados em solução cardioplégica fria. Foram utilizados trinta e dois ratos machos adultos da raça Wister Albino, pesando 270-330gms, fornecidos pelo Animal Research Laboratory da University of Auckland School of Medicine Newzealand. Foram divididos em quatro grupos de oito ratos em cada grupo. Os ratos foram anestesiados com éter dietílico e também injectados com heparina na veia da cauda. Os corações foram excisados rapidamente através de uma toracotomia esquerda. Thomas Hospital Cardioplegic Solution (STHS) sem aspartato e reperfundidos com Krebs Henseleit Buffer (KHB) sem aspartato (STH/R). Os corações do Grupo II foram armazenados com STHS contendo 20 mM de aspartato e reperfundidos com KHB sem aspartato (STH+/R). Os corações do grupo III foram armazenados em STH sem aspartato, mas reperfundidos com KHB contendo 20 mM de aspartato (STH/R+). E os corações do grupo IV foram armazenados em STHS contendo 20 mM de aspartato e reperfundidos com KHB contendo 20 mM de aspartato (STH+/R+). Preparação do coração de trabalho isolado, o Langendorff foi estabelecido. Os corações foram ligados a cânulas através das quais foram perfundidos com tampão Krebs Henseleit (KHB). Foram medidos os valores de controlo pré-isquémico da função cardíaca (frequência cardíaca, pressão aórtica, fluxo coronário e fluxo aórtico) (Fig.1). Foram também obtidos e registados os valores pós-isquémicos das funções cardíacas, como se mostra na Fig.2. As Figuras 3, 4, 5 e 6 mostram a recuperação pós-isquémica do fluxo coronário, da frequência cardíaca, da pressão aórtica e do fluxo aórtico, respetivamente, após 30 minutos de reperfusão com KHB com e sem aspartato. Com base nos resultados acima referidos, tal como indicado nas figuras referidas, este estudo conclui, portanto, que o aspartato, quando presente durante a paragem cardioplégica, reduz a lesão isquémica do miocárdio e melhora a recuperação pós-isquémica da função ventricular esquerda. No entanto, quando adicionado durante a reperfusão precoce, o aspartato não proporciona qualquer benefício adicional, parecendo, de facto, ter efeitos deletérios.

Palavras-chave: Miocárdio, Hipotermia, L - Aspartato, Reperfusão, Isquémia e Cardioplegia.

2.3 INTRODUÇÃO

Embora a isquémia no coração possa ser temporária, como quando a necessidade de oxigénio dos tecidos é elevada durante o exercício, na maioria dos casos a doença cardíaca isquémica resulta de alterações no fluxo sanguíneo coronário que são permanentes e irremediáveis pelo organismo (*Norris* 1982)

A isquemia do miocárdio foi definida (Jennings *et al:* 1986) como um estado em que o fluxo sanguíneo arterial para o miocárdio é insuficiente para fornecer oxigénio suficiente para evitar que o metabolismo energético intracelular passe da respiração aeróbica para a glicólise anaeróbica. Muitas das alterações metabólicas da isquémia devem-se à redução ou ausência de fornecimento de oxigénio (hipoxia ou anoxia), respetivamente. No entanto, a diminuição ou ausência de fluxo arterial colateral (isquemia total grave) também resulta na diminuição ou ausência de fornecimento de substrato metabólico e na acumulação de catabolitos no tecido cardíaco afetado. Assim, as características da isquemia incluem a redução do fluxo arterial, a hipóxia, o fornecimento limitado de substratos, a presença de glicólise anaeróbica, a acumulação de produtos finais do metabolismo isquémico e a função deprimida.

No espaço de 30 segundos após uma isquémia grave induzida pela oclusão súbita de uma artéria coronária, o metabolismo aeróbico cessa essencialmente e a glicólise anaeróbica torna-se a principal fonte de novos fosfatos de alta energia. A rapidez desta transição é notável. Num minuto, os níveis de lactato aumentam e as reservas de creatina fosfato esgotam-se (Braasch *et al;* 1968). O lactato que é produzido no tecido isquémico acumula-se porque não é metabolizado na ausência de O_2 e porque existe pouco ou nenhum fluxo colateral disponível para o lavar para a circulação sistémica.

A glicólise anaeróbia funciona a uma taxa elevada durante cerca de 30 a 60 segundos, mas depois, quer em caso de baixo fluxo quer de isquémia total, diminui (Kubber *et al;* 1970). Este facto tem sido atribuído à inibição da gliceraldeído fosfato desidrogenase devido à elevada relação NADH/NAD e à diminuição do pH intracelular. Esta consequência da isquémia contrasta com os efeitos da anóxia de alto fluxo com glicose exógena, em que as taxas glicolíticas anaeróbias são muito maiores (Kubber *et al;* 1970). Assim, os miócitos podem sobreviver durante longos períodos de anóxia de alto fluxo com glucose como substrato (Ganote *et al;* 1982). No entanto, na ausência de glucose exógena, os miócitos são rapidamente lesados tanto pela isquémia como pela anóxia de alto fluxo (Ganote *et al;* 1982), aparentemente porque só existe glicogénio suficiente no miocárdio do rato para suportar uma taxa elevada de glicólise anaeróbia durante 5 a 10 minutos a 37°C.

Dado que a procura de fosfato de alta energia por parte do tecido isquémico excede a capacidade das reservas e da glicólise anaeróbica para a satisfazer, a adenosina trifosfato dos tecidos diminui (Jennings e Reimer *1981*, Jennings *et al;* 1983). Esta depleção é rápida na isquémia de baixo fluxo in vivo e ocorre mais lentamente, mas na mesma medida, na isquémia total in vitro (Jennings *et al;* 1981). A adenosina difosfato aumenta acentuadamente com o início da isquémia, mas diminui à medida que os miócitos utilizam a adenilato quinase para captar o fosfato de alta energia. São produzidos adenosina trifosfato (ATP) e adenosina monofosfato (AMP). (Jennings *et al;* 1985).

O fenómeno observado quando o miocárdio lesionado por isquémia é reperfundido com sangue arterial forneceu informações significativas sobre as condições que existiam nos miócitos danificados enquanto estavam isquémicos. Os catabolitos acumulados fornecem uma mistura invulgar de substratos sobre os quais o metabolismo aeróbico pode funcionar. Além disso, a carga osmótica permite um inchaço quase explosivo quando a água abundante do plasma entra em contacto com as células gravemente lesadas. (Jennings *et al;* 1985)

A reperfusão de miócitos irreversivelmente lesionados provoca assim respostas previsíveis e reproduzíveis (Jennings *et al;* 1985), que se acumulam na necrose da banda de contração (Ganote *et al;* 1983). Os miócitos lesionados de forma reversível podem ser recuperados pela reperfusão, mas exibem efeitos metabólicos, estruturais e funcionais persistentes e variáveis (Heyndricks *et al;* 1975). Estudos sobre os efeitos da reperfusão produziram vários resultados desconcertantes. Em vez de melhorar a função cardíaca, a reperfusão com oxigénio molecular resultou em contracções, necrose celular e sobrecarga de cálcio intracelular. Este fenómeno é designado por paradoxo do oxigénio (Hearse *et al;* 1973). Foi também descrita uma patologia semelhante quando a reperfusão do miocárdio sem cálcio foi seguida de perfusão com um meio contendo cálcio (Hess e Manson 1984). Este fenómeno é designado por paradoxo do cálcio.

Thomas Hospital Cardioplegic Solution no. 2 (Plegisol) pode prolongar substancialmente o intervalo de armazenamento hipotérmico seguro de corações de ratos explantados. Quando o aspartato estava presente na cardioplegia durante a perfusão contínua de baixo fluxo, reduziu significativamente a absorção de Na+ e Ca++ pelas células do miocárdio durante o armazenamento (Choong e *Garvin 1990*).

Este estudo tem como objetivo investigar a eficácia do L-aspartato na minimização da lesão isquémica e de reperfusão em corações submetidos a cardioplegia hipotérmica quando suplementado durante o armazenamento e a reperfusão.

2.4 MATERIAIS E MÉTODOS

Foram utilizados trinta e dois ratos Wistar albinos machos adultos de raça pura, pesando entre 270 e 330 gramas, fornecidos pelo Animal Research Laboratories da University Of Auckland School Of Medicine.

Trinta e dois corações formaram os quatro grupos experimentais (n=8) nos quais se baseiam as conclusões desta investigação. Thomas Hospital (STH) sem aspartato e reperfundidos com tampão Krebs-Henseleit (KHB) sem aspartato (STH/R). Os corações do grupo dois foram parados e armazenados em solução STH contendo 20mMol. Os corações do grupo três foram presos e armazenados em solução de STH sem aspartato e reperfundidos com KHB contendo 20 mMol de aspartato (STH/R+). Os corações do grupo quatro foram presos e armazenados em solução de STH contendo 20 mMol de aspartato e reperfundidos com KHB contendo 20 mMol de aspartato (STH+/R+).

Todos os animais foram anestesiados individualmente por inalação de éter dietílico numa campânula, tendo sido injectada heparina (200 UI/kg) na veia caudal. Um minuto depois, o coração foi rapidamente excisado atraves de uma toracotomia esquerda, tendo o cuidado de preservar comprimentos adequados da aorta e da veia pulmonar para a canulação, e depois imerso em solução tampão de bicarbonato de Krebs-Henseleit fria (4°C) para parar a atividade contrátil.

Foram então efectuadas preparações de corações de trabalho isolados e perfundidos (Langendorff *et al*; 1895, Neely *et al*; 1967, Hearse *et al*; 1975). Para tal, cada coração foi ligado a uma cânula aórtica, através da qual foi imediatamente perfundido com KHB a partir de um reservatório (o reservatório de Langendorff) localizado 100 cm acima do coração com tampão de bicarbonato de Krebs-Henseleit (pH 7,4 a 37°C), que foi oxigenado por borbulhamento com 95% de O_2 e 5% de CO_2. Nos três minutos seguintes, a aurícula esquerda foi também canulada e o coração foi então convertido numa preparação de trabalho, mudando o fornecimento de perfusato para a aurícula esquerda a uma pressão de 20 cm H_2O. O perfusato foi então ejectado espontaneamente pelo ventrículo esquerdo em batimento para a cânula aórtica contra uma pressão hidrostática de 100 cm H_2O. Todo o sistema foi revestido com água para manter o coração a 37°C.

Durante os 20 minutos seguintes, os valores de controlo pré-isquémico da função cardíaca (frequência cardíaca, pressão aórtica, taxa de fluxo coronário e taxa de fluxo aórtico) foram medidos de 5 em 5 minutos. A pressão aórtica e a frequência cardíaca foram monitorizadas através do braço lateral da cânula aórtica com um transdutor de pressão (Statham Model P23XL, Gould Inc., Oxnard, Califórnia) e um registador (Neotrace 400 2EF, Neomedix Systems, Pye Ltd., Sydney, Áustria). As taxas de fluxo aórtico foram indicadas por um fluxómetro em linha e as taxas de fluxo coronário por recolha temporizada de perfusafe drenado do ápice do coração. O fornecimento de perfusafe foi então comutado de volta para a cânula aórtica e a preparação para o modo de não funcionamento de Langendorff (1895) durante três minutos e o fluxo coronário foi novamente medido.

Em seguida, cada coração foi imobilizado através da pinça de ambas as cânulas e da perfusão da vasculatura coronária com uma solução cardioplégica oxigenada através de um braço lateral da cânula aórtica durante três minutos a 4°C a partir de um reservatório situado 80 cm acima do coração. Tomou-se o cuidado de evitar bolhas de ar e todo o sistema foi mantido a 4°C. O coração foi então transferido, ainda ligado ao sistema de cânula desmontável (Choong *et al*; 1989), para ser imerso num copo contendo a mesma solução cardioplégica utilizada na paragem cardíaca, e foi armazenado durante 10 horas a 4°C.

Após 10 horas, os corações foram montados novamente no aparelho de perfusão e reperfundidos com tampão KHB oxigenado com ou sem aspartato a 37°C através da aorta no modo não funcional durante 10 minutos para simular a circulação extracorpórea seguida de reperfusão coronária. O fluxo coronário foi medido a cada dois minutos. Os corações foram então convertidos para o modo de trabalho e os índices de função ventricular esquerda foram novamente registados a cada cinco minutos durante um período de 20 minutos. Os corações que não conseguiram gerar um fluxo aórtico contra a cabeça de pressão de 100cm H_2O em 30 segundos foram trocados de novo e perfundidos no modo de não trabalho. Cinco minutos depois, foram novamente colocados no modo de trabalho. Aqueles que ainda não conseguiram gerar fluxo aórtico em 30 segundos foram novamente colocados no modo de não funcionamento. Este procedimento foi repetido até ao final dos 30 minutos de reperfusão.

Os índices pós-isquémicos da função cardíaca foram expressos em percentagem dos obtidos antes da paragem cardioplégica (função pré-paragem). O débito cardíaco foi derivado da soma das taxas de fluxo aórtico e coronário. Todos os resultados foram expressos como erro padrão médio para cada grupo.

Foi utilizada uma análise de variância (ANOVA) de uma via para determinar a importância das diferenças entre os vários grupos. Quando foram detectados valores F significativos, foi utilizado o teste de Scheffe (Munro *et al;* 1989) para determinar quais as diferenças significativas entre os grupos. As diferenças foram consideradas estatisticamente significativas se o valor de P fosse inferior a 0,05.

2.5 RESULTADOS

O efeito do aspartato na recuperação funcional de corações submetidos à cardioplegia hipotérmica foi investigado neste estudo e os resultados obtidos são os seguintes

Cerca de 20 a 23 ml de solução cardioplégica fria foram infundidos nos corações durante o intervalo de três minutos de paragem cardíaca. As funções cardíacas antes da paragem eram estáveis e puderam ser comparadas entre os grupos, não havendo diferenças significativas em nenhuma variável. Este facto é ilustrado na Figura 1.

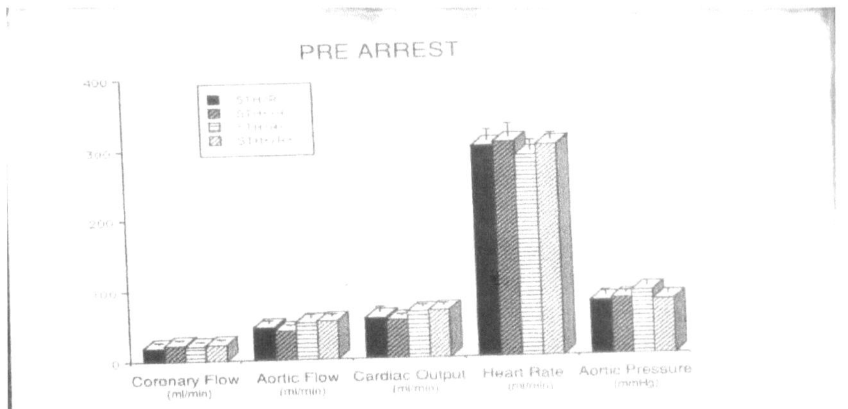

FIGURA 1

Histograma que mostra os valores médios dos grupos para o débito coronário (ml/min), débito aórtico (ml/min), débito cardíaco (ml/min), frequência cardíaca (batimentos/min) e pressão aórtica (mm/Hg) durante 20 minutos de perfusão como corações funcionais antes da paragem isquémica.

STH = solução do Hospital St. Thomas

    R=reperfusão   com KHB

    +=incluindo   aspartato 20 mM

Os índices da função ventricular esquerda nos quatro grupos após 10 horas de parada e 30 minutos de reperfusão são mostrados na Figura 2. As Figuras 3, 4, 5 e 6 mostram a recuperação pós-isquémica do fluxo coronário, frequência cardíaca, pressão aórtica e fluxo aórtico, respetivamente, durante os 30 minutos de reperfusão.

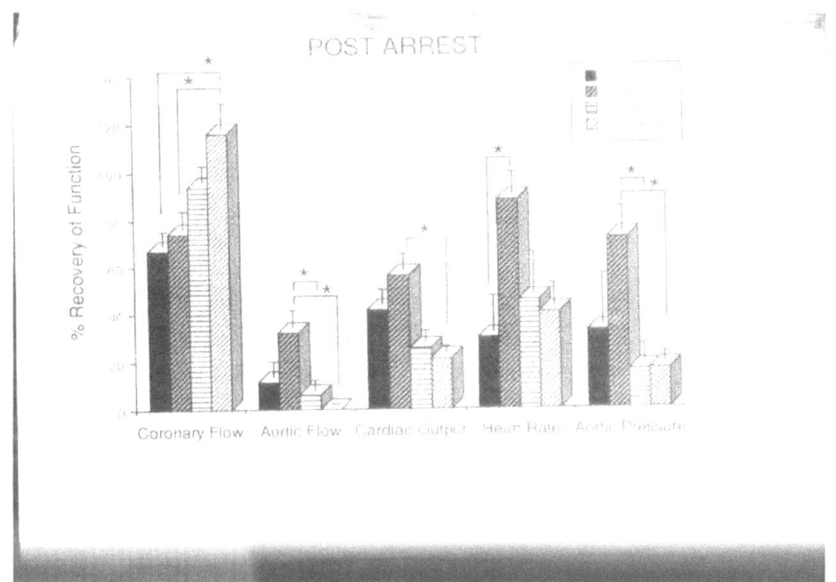

FIGURA 2

Histograma mostrando os valores médios dos grupos para fluxo coronariano (ml/min), fluxo aórtico (ml/min), débito cardíaco (ml/min), freqüência cardíaca (batimentos/min) e pressão aórtica ao final de 30 minutos de reperfusão pós-isquêmica. As barras verticais são os erros padrão das médias e os asteriscos indicam as diferenças significativas (p<0,05) entre os grupos.

STH = solução do Hospital St. Thomas

R=reperfusão   com KHB

+=incluindo   aspartato 20 mM

A taxa média de fluxo coronariano no início da reperfusão foi maior do que a obtida antes da parada em todos os grupos (Figura 3), principalmente no grupo que recebeu aspartato durante o armazenamento e a reperfusão. Em todos os grupos houve um declínio contínuo à medida que a reperfusão progredia. No final da reperfusão, o único grupo em que a média do fluxo coronário foi superior ao valor anterior à paragem foi o grupo que recebeu aspartato durante a isquémia e a reperfusão. A média desse grupo foi significativamente maior do que a do grupo que não recebeu aspartato e a do grupo que recebeu aspartato apenas durante o armazenamento (Figura 2). O grupo que apresentou o menor fluxo coronariano não recebeu aspartato.

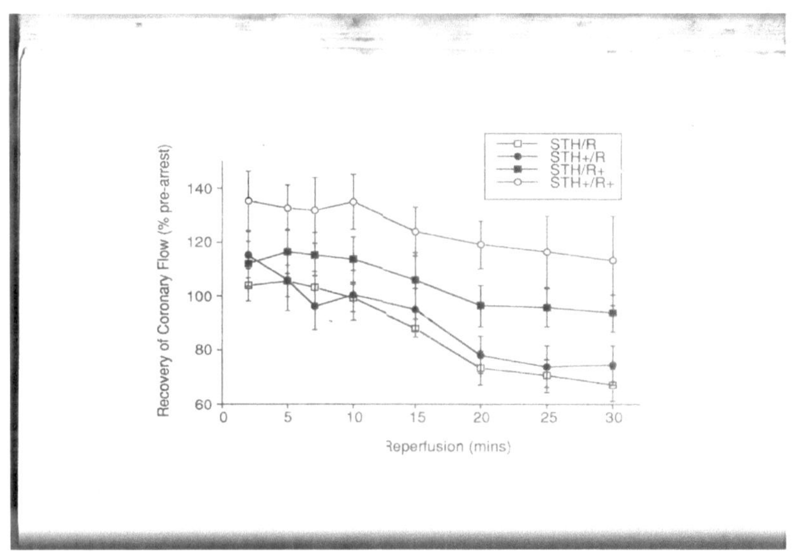

FIGURA 3

Este gráfico ilustra a recuperação percentual pós-isquémica da taxa de fluxo coronário durante 30 minutos de reperfusão. As barras verticais são os erros padrão dos valores médios do grupo, que são expressos como percentagens dos valores pré-paragem.

STH =	solução do Hospital St . Thomas

R=reperfusão	com KHB

+=incluindo	aspartato 20 mM

Durante o início da reperfusão, as frequências cardíacas médias em todos os grupos foram inferiores aos seus valores pré-repouso (Figura 4). À medida que a reperfusão progrediu, houve uma diminuição em todos os grupos, exceto no grupo que recebeu aspartato apenas durante o armazenamento. Este grupo continuou a apresentar um valor médio superior ao dos restantes grupos (Figura 4). A média deste grupo foi significativamente superior à do grupo que não recebeu aspartato durante a isquémia e a reperfusão (Figura 2).

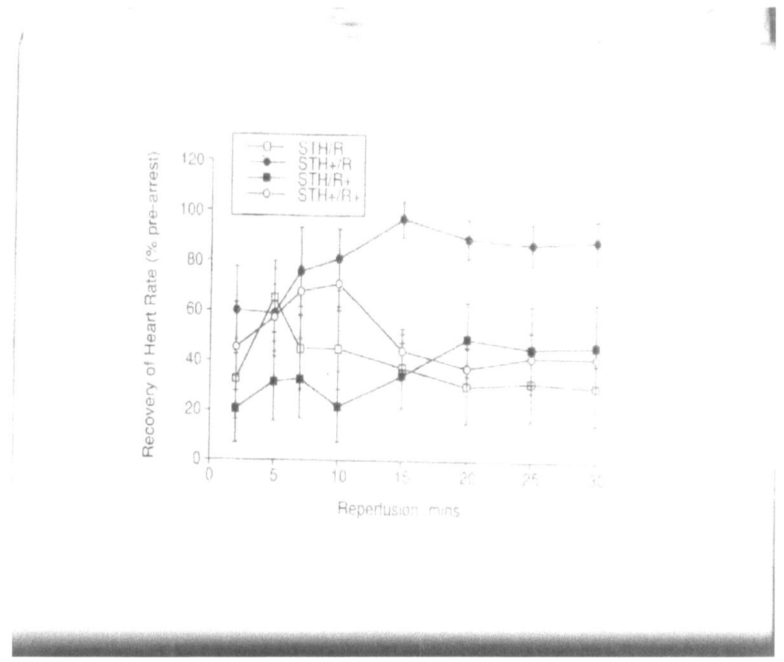

FIGURA 4

Este gráfico ilustra a recuperação percentual pós-isquémica da frequência cardíaca durante 30 minutos de reperfusão. As barras verticais são os erros padrão dos valores médios do grupo, que são expressos em percentagem dos valores anteriores à paragem.

STH =   solução do Hospital St . Thomas

R =reperfusão   com KHB

+=   incluindo 20 mM de aspartato

Durante todo o período de reperfusão, a pressão aórtica média em todos os grupos foi inferior à obtida antes da paragem, com exceção da média do grupo que recebeu aspartato apenas durante a isquémia. Nesse mesmo grupo, a média recuperou brevemente o valor normal e depois diminuiu, mas ainda era maior que os valores dos demais grupos (Figura 5). A média deste grupo foi significativamente superior à média do grupo que recebeu aspartato apenas durante a reperfusão e à média do grupo que recebeu aspartato tanto durante o armazenamento isquémico como durante a reperfusão (Figura 2).

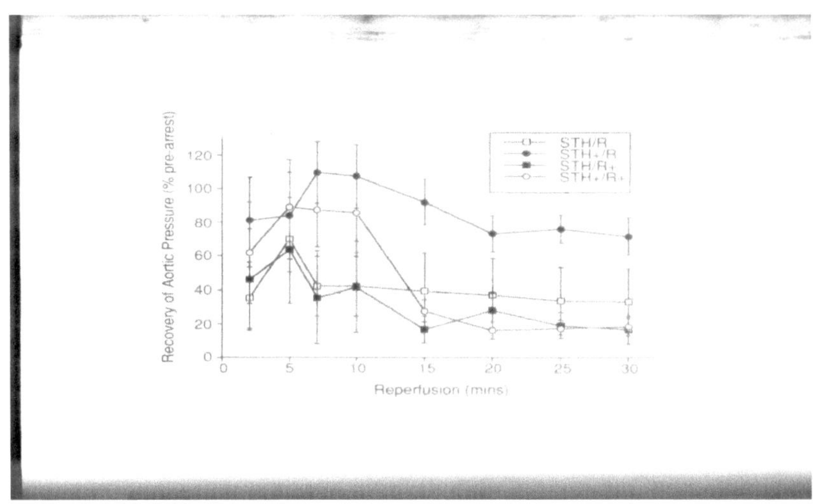

FIGURA 5

Este gráfico ilustra a recuperação percentual pós-isquémica da pressão aórtica durante 30 minutos de reperfusão. As barras verticais são os erros padrão dos valores médios do grupo, que são expressos em percentagem dos valores anteriores à paragem.

STH =   solução do Hospital St . Thomas

R=reperfusão   com KHB

+=incluindo   aspartato 20 mM

A partir dos dez a trinta minutos de reperfusão, a média do fluxo aórtico em todos os grupos ficou abaixo da média observada antes da parada cardíaca. Nenhum dos corações do grupo que recebeu aspartato durante o armazenamento isquémico e a reperfusão conseguiu restabelecer o fluxo aórtico durante todo o período de reperfusão. O grupo que recebeu aspartato apenas durante o armazenamento apresentou o maior valor médio. (A média deste grupo foi significativamente maior do que a do grupo que recebeu aspartato apenas durante a reperfusão, e maior do que a média do grupo que recebeu aspartato durante o armazenamento isquémico e a reperfusão (Figura 2).

O débito cardíaco médio no final da reperfusão em todos os grupos era substancialmente menor do que antes da paragem. A maior recuperação (56,2+ 6,3%) foi no grupo STH+/R e a pior (20,4+ 1,8) foi no grupo STH+/R+. A diferença entre estes grupos (mas entre nenhum dos outros) foi estatisticamente significativa.

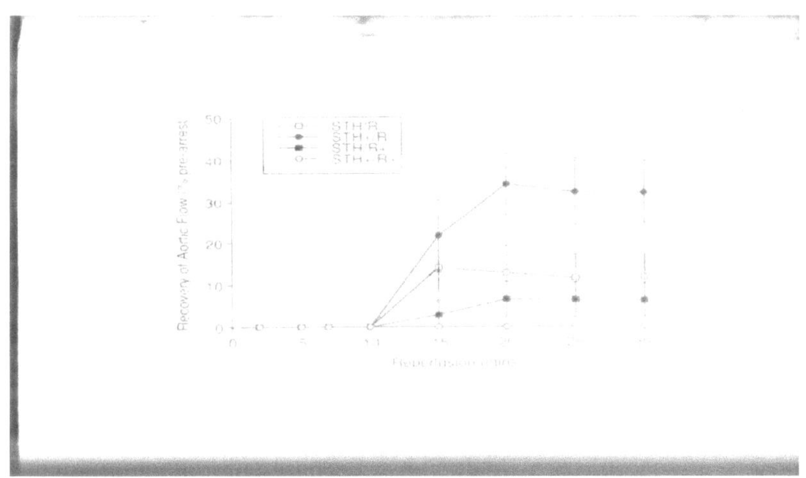

FIGURA 6

Este gráfico ilustra a recuperação percentual pós-isquémica da taxa de fluxo aórtico durante 30 minutos de reperfusão. As barras verticais são os erros padrão dos valores médios do grupo, que são expressos como percentagens dos valores pré-paragem.

STH =   solução do Hospital St   . Thomas

    R=reperfusão   com KHB

+=incluindo   aspartato 20 mM

2.6 DISCUSSÕES

O principal objetivo deste estudo era determinar se os efeitos benéficos do aspartato na recuperação pós-isquémica e na preservação da ultra-estrutura do miocárdio poderiam ser reforçados pela suplementação durante a fase de reperfusão precoce. Não foi possível encontrar outros estudos que considerassem esta possibilidade.

Choong, Gavin e *Buckman (1991)* observaram uma falta de evidência de lesão de reperfusão em corações tratados a 4°C durante 20 horas com STH mais aspartato por baixa perfusão. Observaram níveis significativamente mais elevados de ATP, GTP e CP após a reperfusão. No entanto, também sugeriram uma explicação alternativa possível, que o aspartato previne o desenvolvimento de alterações na distribuição do fluxo sanguíneo correspondente ao fenómeno de não refluxo (Shephard e Gavin (1988). O presente estudo apoia esta hipótese na medida em que o estreitamento dos lúmens capilares não foi observado em nenhum dos grupos que receberam aspartato.

Este estudo mostrou também que não se verificaram danos de reperfusão no grupo STH+/R, o que indica que não houve muitos danos irreversíveis nos miócitos e nas células endoteliais durante o período isquémico e que o L-aspartato protege de alguma forma as células contra os danos isquémicos.

A adição de aspartato durante a conservação e a reperfusão (Fig. 2) melhorou significativamente a taxa de fluxo coronário pós-isquémico. A adição durante o armazenamento também aumentou significativamente a frequência cardíaca pós-isquémica, mas as frequências cardíacas não foram significativamente mais elevadas do que no grupo de controlo se fosse adicionado durante a reperfusão (Fig. 2)

O grupo que recebeu aspartato durante o armazenamento, mas não durante a reperfusão, teve uma boa recuperação do fluxo aórtico, com todos os corações do grupo tendo alguma recuperação da função ventricular esquerda. Em contraste, cinco dos oito corações do grupo não conseguiram desenvolver qualquer fluxo aórtico no modo de trabalho, e o fluxo aórtico médio foi apenas cerca de um terço daquele quando o aspartato estava presente (Fig.2).

Estes resultados são consistentes com os de Choong e Gavin (1990), que demonstraram que a adição de L-aspartato à solução cardioplégica do St. Thomas Hospital (STH) prolonga de 8 para 10 horas o intervalo de armazenamento simples a frio, seguido de uma recuperação virtualmente completa da função ventricular esquerda. Também demonstraram que, quando estas soluções são continuamente perfundidas a uma taxa baixa, a adição de aspartato permite que o armazenamento seguro seja alargado para 20 horas.

Embora a adição de aspartato também na reperfusão tenha aumentado significativamente o fluxo coronário em 57%, reduziu significativamente a pressão aórtica em 77% e reduziu o fluxo aórtico ao ponto de nenhum coração deste grupo (STH/R+) ter recuperado qualquer função ventricular esquerda (Fig.2). O mecanismo desta surpreendente redução da função ventricular esquerda não é claro. No entanto, durante as experiências primárias, observou-se que a precipitação ocorreu a partir de soluções de KHB contendo aspartato após armazenamento durante a noite. Por conseguinte, para

Nos corações que forneceram dados para o estudo definitivo, a solução de KHB mais aspartato foi preparada de fresco. A depleção de iões de cálcio por alguns mecanismos poderia ter enfraquecido ou impedido a contração dos miócitos cardíacos durante a fase de reperfusão e pelo relaxamento do músculo liso vascular, fluxos coronários elevados.

Uma reação semelhante pode também ter ocorrido quando o aspartato foi adicionado à STH. No entanto, a STH contém menos Ca^{++} e os efeitos da depleção teriam sido evidentes apenas durante o armazenamento, quando era vantajoso suprimir a contração dos miócitos. O retorno da contratilidade teria sido possível através do fornecimento de Ca⁺⁺ no perfusato não modificado. Não houve evidência de que qualquer precipitação do complexo aspartato de cálcio tenha ocorrido no coração ao ponto de obstruir os vasos sanguíneos. Este facto é confirmado pelo aumento do fluxo coronário em ambos os grupos que continham aspartato no perfusato.

Este estudo confirmou e concluiu, portanto, que o aspartato, quando presente durante a paragem cardioplégica, reduz a lesão isquémica do miocárdio e melhora a recuperação pós-isquémica da função ventricular esquerda. No entanto, a adição de aspartato durante a reperfusão precoce não confere qualquer benefício adicional, parecendo mesmo ter um efeito deletério.

2.7 REFERÊNCIAS

Algani K.D, Kleisel RD, Calderone C.A, Maganti M, Tsang K e Yau TM (2013) A microplegia durante a cirurgia de revascularização do miocárdio foi associada a uma menor síndrome de baixo débito cardíaco: A propensity - matched Companson. *Annals of Thoracic Surgery* **95(**5):1532-1538

Braasch W, Gudbjarnason S, Pur P.S, Ravens K.G e Bing RJ (1986).Early changes in energy metabolism in the myocardium following acute coronary artery oclusion in anaesthetized dogs. *Circ. Res.***23**:429-438.

Choong YS, Gavin JB e Buckman J. (1991) Long term preservation of exlanted hearts perfused with L-aspartate enriched cardiopleglic solution improved function, metabolism and ultastructure. *Journal of Thoracic Cardiovascular* **surgery102**:411-419

Choong YS e Gavin JB (1990) O L-aspartato melhora a recuperação funcional de corações explantados armazenados em solução cardioplégica do St. Thomas Hospital a 40º C. *Journal of Thoracic Cardiovascular surgery* **99:**510-517

Chambers DJ, e fallouh HB, (2010) Cardoplegia e paragem farmacológica e Cardioprotecção durante isquémia global e reperfusão.*Pharmacological Therapy* **27**:41-52

Feng RH, Zhang JC, L1 XQ, Sun HL, Liu B,Zhao YZ, Tang XD, e L1J(2013).Atenuação da lesão de isquémia/reperfusão cardíaca por pré-tratamento transitório com baixo teor de hidroperóxido no rato. *Zhongguo ying yong Sheng Lixue Za Zhi* **29**(3):247-250

Ganote C.E, Angelo J, Safavi S, and Kaltenbach JP (1982).Protection from irreversible hypoxic injury by potassium cardioplegia and hypothermia effects on contracture, Morphology and O_2 enzyme release.*Journal of Molecular Cell Cardiology* **14**:587599.

Ganote C.E (1983). Necrose da banda de contração e lesão irreversível do miocárdio. *Journal of Molecular Cell Cardiology* **15**:67 73

Hearse DJ, Humphrey S, Nayler W, Slade A e Bordu O (1975) Ultrastructure damage associated with reoxygenation of anoxic myocardium. *Jornal de Cardiologia Celular Molecular* **7**:315-324

Heyndrick GR, Millard RW, MC Ritchie RJ,Maroko PR, and Vatner SF (1975) Regional Myocardial functional and electrophysiological alterations after brief coronary artery oclusion in conscious dogs. *Journal of Clinical investigation* **56:**978-985.

Hearse DJ, Humprey SM, e Chain EB(1973). Abrupt reoxygenation of the anoxic potassium arrested perfused rat heart: A study of myocardial enzyme release. *Journal of Molecular Cell Cardiology* **5**:395-407.

Hess ML e Manson NH (1984). O papel do sistema de radicais livres de oxigénio no paradoxo do cálcio, a lesão de isquémia / reperfusão de oxigénio. *Jornal de Cardiologia Molecular e Celular* **16**:969-985

Hess ML e Manson NH (1984) Oxigénio molecular. Amigo e inimigo? *Jornal de Cardiologia Celular Molecular* **16**:969-985

Hwang H, Arcidi JM, Hale SL, SimKhovich BZ, Belardnelli L, Dharla A.K,

Shryock JC e Kloner R.A, (2009) Ranolazine as an adjunct to Cardioplegia a potential new therapeutic application. Journal of Cardiovascular Pharmacology and Therapeutics **14**(2):125-133.

Jennings RB, e Reimer (1981) Lethal Myocardial ischaemic injury. *American Journal of Rathology* **102**:241-255.

Jennings RB Reimar KA,Jones RN and Peyton RB. (1983).High energy phosphates, anaerobic glycolysis and irreversibility in ischaemia.In Myocardial ischaemia.*J J Sptizered. New York Plenum Publishing Co. pp 403-419.*

Jennings RB, Schapper J, Hill ML Steenbergen C, and Remier KA (1985).Effect of reperfusion late in the phase of reversible ischaemic injury, changes in Cell Volume,electrolytes Metabolites and ultrastructure. *Circ. Res.* **56:**262-278

Jennings RB, Reimer KA, e Steenbergen C (1986) Myocardiac ischaemia revisited.The osmolar load, membrane damage and reperfusion. *Journal of molecular and Cellular Cardiology* **18:**769-780

Kubler W e Spieckermonn PG,(1970) Regulation of glycolysis in the ischaemic and anoxic myocardium. *Journal of Molecular cell Cardiology* **1:**351-377.

Klu B, Long C, Hei F, e Wang S (2013) O efeito protetor da Cardioplegia de São Tomé enriquecida com zachopride no coração isolado de rato. *Órgãos artificiais* **37:**E44-E50.

Langendroff O (1895) Untersuchungen am uberlebenden Saugestierherzen. *Pflugers Ach.* **61:**291-332

Less S, Yamada T, Osako T, Stoltz DB, Abe M, McCurry KR, Murase M, Kotani J e Nakao J (2013) A hiperbilirrubinemia do recetor protege o enxerto cardíaco no transplante cardíaco heterotrópico de rato. *European Journl of cardiothoracic surgery* **23(**9):405-473

Munro BH, Page EB, and visintainer MA (1986).Statistical Methods for

Health Care Research Differences among group means.One way analysis of variance. *Lippincott Co, Philadelphia* 175-199

Minasian SM, Galagudza MM, DMitriev kurapeev D.I e VLasuo TD (2013) Proteção do miocárdio contra isquémia global com solução cardioplégica à base de tampão de Krebs Henseleit. *Journal of Cardiothoracic Surgery.***8**:60

Norris RM.(1982)International Seminars in Cardiovascular Medicine.Myocardial infarction, its presentation, pathogenesis and treatment. *1ˢᵗ ed. Churchill Livingstone.*

Neely JR, Liebermester H, Battersby EJ e Morgan H (1967) Effects of pressure development of oxygen consumption by the isolated rat heart. *American Journal of Physiology* **212**:804-814

Nicolini F, Beghi C e Muscari C. (2003) Proteção do miocárdio na cirurgia cardíaca do adulto: Opções actuais e desafios futuros. *Jornal Europeu de Cirurgia Cardiotorácica* **24**:986-993

Orrum E, Tangen G, Tollofsrud S, oystese R, Ringdal MA e stad R (2010) Cold blood versus cold Cardioplegia: um estudo prospetivo aleatório de 345 doentes com válvula aórtica. *European Journal of Cadiothoracic Surgery* **38:**745-749

Sheppard AJ, and Gavin JB (1988) The transmural progression of the no reflow phenomenon in globally ischaemic hearts. *Investigação Básica em Cardiologia* **83**:622-617

CAPÍTULO 3

3.1 ULTRA-ESTRUTURA DO MIOCÁRDIO DE CORAÇÕES CONSERVADOS EM SOLUÇÃO CARDIOPLÉGICA COM E SEM SUPLEMENTAÇÃO DE ASPARTATO

3.2 RESUMO

Este estudo avaliou a ultra-estrutura do miocárdio de corações preservados em solução cardioplégica com e sem suplementação de aspartato. Foram utilizados trinta e dois ratos machos adultos da raça wistar albina, pesando 270-330 g, fornecidos pelo Animal Research Laboratory da University of Auckland School of Medicine Newzealand. Foram divididos em quatro grupos de oito ratos em cada grupo. Os ratos foram anestesiados com éter dietílico e também injectados com heparina na veia da cauda. Os corações foram excisados rapidamente através de uma toracotomia esquerda. Thomas Hospital Cardioplegic Solution (STHS) sem aspartato e reperfundidos com tampão Krebs Henseleit (KHB) sem aspartato (STH/R). Os corações do grupo dois foram armazenados com STHS contendo 20 mM de aspartato e reperfundidos com KHB sem aspartato (STH+/R). Os corações do grupo três foram armazenados em STHS sem aspartato, mas reperfundidos com KHB contendo 20 mM de aspartato (STH/R+). E os corações do grupo quatro foram armazenados em STHS contendo 20 mM de aspartato e reperfundidos com KHB contendo 20 mM de aspartato (STH+/R+). Preparação do coração de trabalho isolado, o Langendorff foi estabelecido. Os corações foram ligados a uma cânula através da qual foram perfundidos com KHB. Após a reperfusão, todos os corações foram imediatamente fixados com glutaraldeído a 2,5%. Cortes transmurais das paredes do ventrículo esquerdo foram cortados e processados para estudo de microscopia eletrónica. O resultado mostrou que, nos corações do grupo um, um miócito de um coração que teve boa recuperação do fluxo aórtico apresentava relativamente pouca alteração em relação ao normal, enquanto outro apresentava mitocôndrias inchadas. No grupo dois, o coração que recuperou o fluxo aórtico tinha um miócito que apresentava relativamente pouca alteração em relação ao normal, enquanto outro tinha as mitocôndrias inchadas. No grupo três, o coração que melhor recuperou o fluxo aórtico tinha um miócito com má formação de contração e mitocôndrias ligeiramente edemaciadas. No grupo quatro, nenhum coração apresentou recuperação do fluxo aórtico. Um coração apresentou formação de bolhas num vaso e também no espaço intercelular. Este estudo conclui, portanto, que a suplementação de aspartato durante a paragem cardioplégica e o armazenamento hipotérmico e também durante a reperfusão pós-isquémica reduz o estreitamento dos lúmens capilares. Palavras-chave: Ultraestruturas, Miócito, Mitocôndria, Cardioplegia, Aspartato e Miocárdio.

3.3 INTRODUÇÃO

O tratamento clínico da isquémia aguda do miocárdio tem sido orientado para a restauração do fornecimento arterial coronário e para o salvamento do miocárdio antes que ocorra uma lesão irreversível (Braunwal *et al;* 1985). No entanto, outra caraterística importante do miocárdio isquémico temporário é a suscetibilidade a danos por reoxigenação. Quando o oxigénio molecular é reintroduzido no miocárdio isquémico, geram-se radicais livres de oxigénio no interior do tecido e inicia-se um processo de lesão que pode resultar em lesões rápidas e graves das células microvasculares e parenquimatosas (Granger *et al;* 1986, Babbs *et al;* 1988). Estas moléculas extremamente reactivas causam rapidamente peroxidação lipídica, danos nas membranas e inchaço explosivo das células gravemente feridas (Werns *et al;* 1986). A resposta do miocárdio isquémico à reintrodução de oxigénio está relacionada com a duração da lesão isquémica e possivelmente também com diferenças de espécies (Werns *et al;* 1986).

Estudos de microscopia eletrónica de músculos cardíacos privados do seu fornecimento de sangue revelaram uma sequência caraterística de alterações nos miócitos cardíacos à medida que estes passam de estados de lesão isquémica reversível para irreversível (Jennings e Reimer 1981). As alterações que foram interpretadas como efeitos da isquémia incluem a perda de glicogénio, a marginação da cromatina, o inchaço mitocondrial, o inchaço celular, o aparecimento de densidades intra-mitocondriais e a rutura da membrana. Verifica-se também uma diminuição da produção de ATP e um aumento dos catabolitos de ATP (Jennings e Reimer 1981). Carter e Gavin (1986) descreveram a sequência de alterações morfológicas que se desenvolvem no endocárdio em resultado de isquémia grave. Com o aumento da duração da isquémia, verifica-se uma perda crescente de células endoteliais com exposição da lâmina basal subjacente, do tecido conjuntivo e das fibras musculares cardíacas.

Os defeitos do miocárdio considerados inoperáveis há vários anos atrás são atualmente reparados cirurgicamente por rotina. Estas realizações dependeram, em grande parte, do desenvolvimento de meios de cardioplegia para preservar o tecido miocárdico de lesões irreversíveis durante a imposição deliberada de isquémia global durante o procedimento (Engelman e Levitsky 1982). O sucesso do armazenamento a longo prazo de corações de dadores para transplante também requer o desenvolvimento de procedimentos que mantenham o miocárdio viável e capaz de recuperar rapidamente uma elevada proporção da função normal aquando da reimplantação. Estes procedimentos devem minimizar os danos isquémicos durante a preservação e evitar lesões de reperfusão quando a perfusão recomeça.

O transplante cardíaco tem sido utilizado clinicamente há décadas e é o único tratamento eficaz para algumas doenças cardíacas em fase terminal, incluindo a cardiomiopatia e a insuficiência ventricular esquerda grave. A preservação atual dos corações de dadores humanos é a paragem cardioplégica seguida de armazenamento simples na solução cardioplégica a 2-4° (Billingham *et al* 1980, Hardesty *et al;*1983)

Foi demonstrado que os ácidos L-aspático e L-glutâmico têm efeitos benéficos em corações globalmente isquémicos de coelho (Bittle e Shine 1983), rato (Pisarenco *et al;*1983a) e cão (Pisarenko *et al;*1985) que estão relacionados com uma melhor recuperação da função pós-isquémica.

Roserkranz *et al.* (1986) demonstraram que o enriquecimento em aspartato da cardioplegia com sangue glutamatérgico melhora a recuperação (metabolismo oxidativo e função pós-isquémica) após uma isquémia grave e danos de reperfusão. Os aminoácidos glutamato, aspartato, arginina e ornitina também demonstraram conferir proteção ao miocárdio de coelho hipóxico ou isquémico (Rau *et al;* 1979). O tratamento com estes quatro aminoácidos resulta na acumulação citoplasmática de glutamato ou aspartato que, através da transaminação e do vaivém malato-aspartato, são disponibilizados para a produção de ATP mitocondrial por uma via independente do oxigénio (Berkowitz *et al;* 1978).

Esta introdução estabeleceu que a lesão isquémica do coração parado pode ser retardada através da redução da sua temperatura e da cardioplegia. Há uma variedade de soluções cardioplégicas disponíveis, mas a investigação continua a melhorar a sua eficácia e, consequentemente, a prolongar a duração dos procedimentos cirúrgicos cardíacos. Uma estratégia consiste em fornecer substrato metabólico para retardar a depleção de ATP durante a isquémia. A suplementação com aspartato mostra-se promissora a este respeito e também facilita a restauração dos níveis de ATP durante a reperfusão. É possível que a continuação da adição de aspartato na fase de reperfusão possa aumentar este efeito benéfico.

3.4 MATERIAIS E MÉTODOS

Foram utilizados trinta e dois ratos Wistar albinos machos adultos de raça pura, pesando entre 270 e 330 gramas, fornecidos pelo Animal Research Laboratories da University Of Auckland School Of Medicine.

Trinta e dois corações formaram os quatro grupos experimentais (n=8) nos quais se baseiam as conclusões desta investigação. Thomas Hospital (STH) sem aspartato e reperfundidos com tampão Krebs-Henseleit (KHB) sem aspartato (STH/R). Os corações do grupo dois foram presos e armazenados em solução STH contendo 20 mMol de aspartato e reperfundidos com KHB sem aspartato (STH+/R). Os corações do grupo três foram presos e armazenados em solução de STH sem aspartato e reperfundidos com KHB contendo 20 mMol de aspartato (STH/R+). Os corações do grupo quatro foram presos e armazenados em solução de STH contendo 20 mMol de aspartato e reperfundidos com KHB contendo 20 mMol de aspartato (STH+/R+).

Todos os animais foram anestesiados individualmente por inalação de éter dietílico numa campânula, tendo sido injectada heparina (200 UI/kg) na veia caudal. Um minuto depois, o coração foi rapidamente excisado através de uma toracotomia esquerda, tendo o cuidado de preservar comprimentos adequados da aorta e da veia pulmonar para a canulação, e depois imerso em solução tampão de bicarbonato de Krebs-Henseleit fria (4°C) para parar a atividade contrátil.

Foram então estabelecidas preparações isoladas de coração de trabalho perfundido (Langendorff *et al*; 1895, Neely *et al*; 1967, Hearse *et al*;

1975). Para o efeito, cada coração foi ligado a uma cânula aórtica, através da qual foi imediatamente perfundido com KHB a partir de um reservatório (o reservatório de Langendorff) localizado 100 cm acima do coração com tampão de bicarbonato de Krebs-Henseleit (pH 7,4 a 37°C), que foi oxigenado por borbulhamento com 95% de O_2 e 5% de CO_2. Nos três minutos seguintes, a aurícula esquerda foi também canulada e o coração foi então convertido numa preparação de trabalho, mudando o fornecimento de perfusato para a aurícula esquerda a uma pressão de 20 cm H_2O. O perfusato foi então ejectado espontaneamente pelo ventrículo esquerdo em batimento para a cânula aórtica contra uma pressão hidrostática de 100 cm H_2O. Todo o sistema foi revestido com água para manter o coração a 37°C.

Durante os 20 minutos seguintes, os valores de controlo pré-isquémico da função cardíaca (frequência cardíaca, pressão aórtica, débito coronário e débito aórtico) foram medidos de 5 em 5 minutos. A pressão aórtica e a frequência cardíaca foram monitorizadas através do braço lateral da cânula aórtica com um transdutor de pressão (Statham Model P23XL, Gould Inc., Oxnard, Califórnia) e um registador (Neotrace 400 2EF, Neomedix Systems, Pye Ltd., Sydney, Áustria). As taxas de fluxo aórtico foram indicadas por um fluxómetro em linha e as taxas de fluxo coronário por recolha cronometrada de perfusafe drenado do ápice do coração. O fornecimento de perfusafe foi então comutado de volta para a cânula aórtica e a preparação para o modo de não funcionamento de Langendorff (1895) durante três minutos e o fluxo coronário foi novamente medido.

Em seguida, cada coração foi imobilizado através da fixação de ambas as cânulas e da perfusão da vasculatura coronária com uma solução cardioplégica oxigenada através de um braço lateral da cânula aórtica durante três minutos a 4°C a partir de um reservatório situado 80 cm acima do coração. Tomou-se o cuidado de evitar bolhas de ar e todo o sistema foi mantido a 4°C. O coração foi então transferido, ainda ligado ao sistema de cânula desmontável (Choong *et al*; 1989), para ser imerso num copo contendo a mesma solução cardioplégica utilizada na paragem cardíaca, e foi armazenado durante 10 horas a 4°C.

Após 10 horas, os corações foram montados novamente no aparelho de perfusão e reperfundidos com tampão KHB oxigenado com ou sem aspartato a 37°C através da aorta no modo não funcional durante 10 minutos para simular a circulação extracorpórea seguida de reperfusão coronária. O fluxo coronário foi medido a cada dois minutos. Os corações foram então convertidos para o modo de trabalho e os índices de função ventricular esquerda foram novamente registados a cada cinco minutos durante um período de 20 minutos. Os corações que não conseguiram gerar um fluxo aórtico contra a cabeça de pressão de 100 cm H2O em 30 segundos foram trocados de novo e perfundidos no modo de não trabalho. Cinco minutos depois, foram novamente colocados no modo de trabalho. Aqueles que ainda não conseguiram gerar fluxo aórtico em 30 segundos foram novamente colocados no modo de não funcionamento. Este procedimento foi repetido até ao final dos 30 minutos de reperfusão.

Todos os corações foram fixados imediatamente após a reperfusão por perfusão com 20ml de glutaraldeído gelado a 2,5% em tampão fosfato 0,1M *PH 7,4 460 mOsmol) injetado através da cânula aórtica a 100 cm H2o de pressão a partir de um reservatório. Estes corações foram então divididos transversalmente através dos ventrículos, a meio caminho entre o ápex e o sulco atrioventricular. Cortes transmurais (2 mm de espessura) da parede do ventrículo esquerdo foram então cortados e blocos de 1 mm de³ miocárdio subepicárdico e subendocárdico foram excisados e imersos neste fixador durante a noite. Os blocos de tecido foram posteriormente processados para estudo de microscopia eletrónica.

3.5 RESULTADOS

Esta pesquisa avaliou experimentalmente a ultra-estrutura miocárdica de corações preservados em solução cardioplégica com e sem suplementação de aspartato e os resultados foram os seguintes GRUPO I (STH/R)

Os miócitos sub endocárdicos apresentavam um grau de lesão variável (Fig.1), com alguns pouco alterados em relação ao normal e outros com mitocôndrias dilatadas (Fig.1). Algumas mitocôndrias nas células mais gravemente afectadas continham inclusões arredondadas ou lineares de densidade eletrónica, com os miócitos a apresentarem maginação da cromatina nuclear (Fig.2). Muitos dos capilares intervenientes apresentavam um lúmen estreito e continham detritos e bolhas membranosas (Fig. 2).

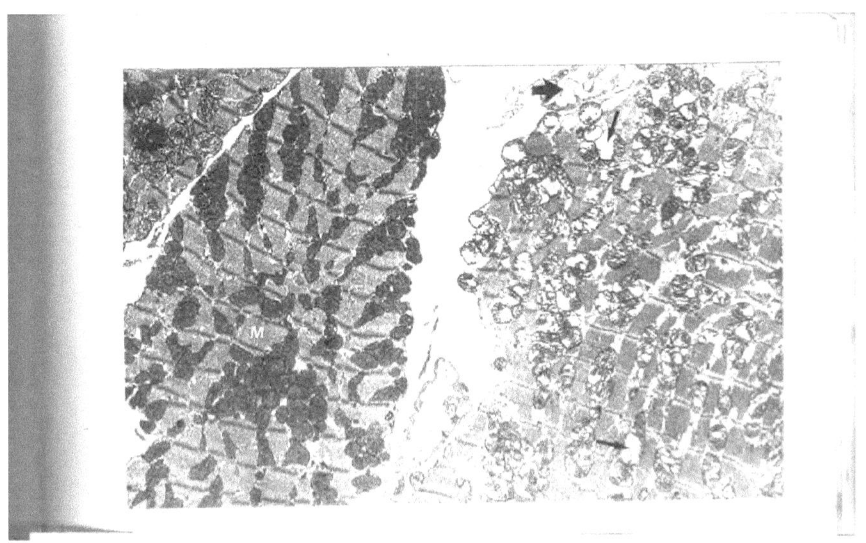

FIGURA 1

Miocárdio subendocárdico do coração que apresentou a maior recuperação do fluxo aórtico (59,57%) no grupo um (STH/R).

Um miócito (M) apresenta relativamente poucas alterações em relação ao normal, enquanto outro apresenta mitocôndrias inchadas (seta pequena). Um capilar (seta grande) contém perfis membranosos.

Ampliação TEM X 4,480

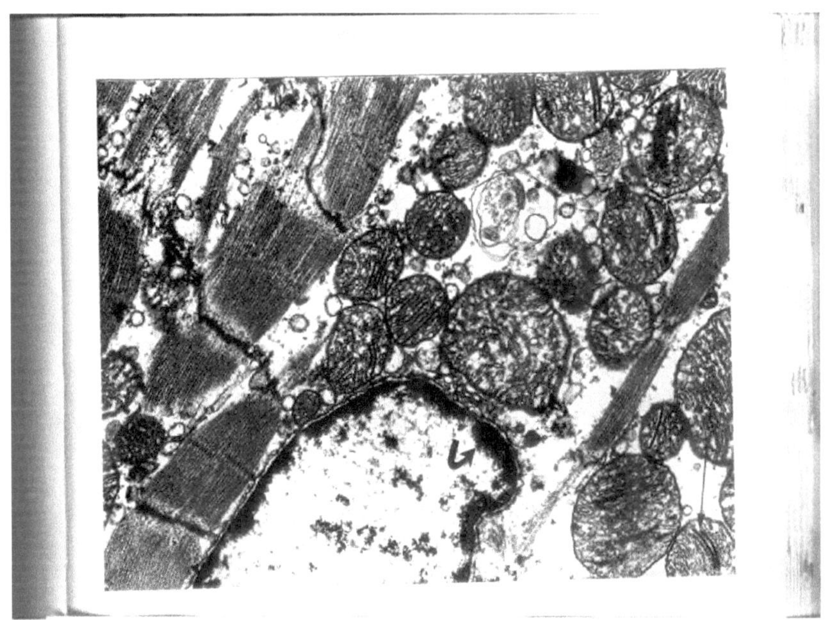

FIGURA 2

Miocárdio subendocárdico do coração do grupo um (STH/R) que não recuperou o fluxo aórtico durante os 30 minutos de reperfusão pós-isquémica.

Esta figura mostra um miócito com maginação da cromatina nuclear (seta curva) e mitocôndrias que contêm inclusões lineares (seta longa) densas em electrões.

Ampliação TEM X22,431.

GRUPO II (STH+/R)

Alguns, mas não todos os miócitos sub endocárdicos, apresentavam alguns danos com mitocôndrias inchadas (Fig. 3), a maioria dos capilares tinha lumina aberta (Fig. 3), algumas mitocôndrias estavam ligeiramente inchadas e outro miócito tinha vacúolos intracelulares proeminentes. (Fig. 4), enquanto outros miócitos apresentavam mitocôndrias maioritariamente normais (Fig. 4)

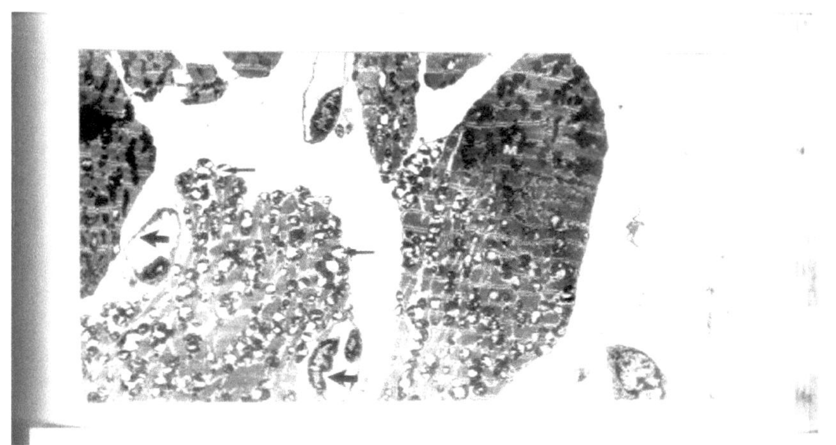

FIGURA 3

O miocárdio subendocárdico do coração que apresentou a maior recuperação do fluxo aórtico (69,56-73,91%) no grupo dois (STH+/R).

Um miócito (M) apresenta relativamente poucas alterações em relação ao normal, enquanto outro apresenta mitocôndrias inchadas (setas pequenas). Os capilares têm lumina aberta (setas grandes)

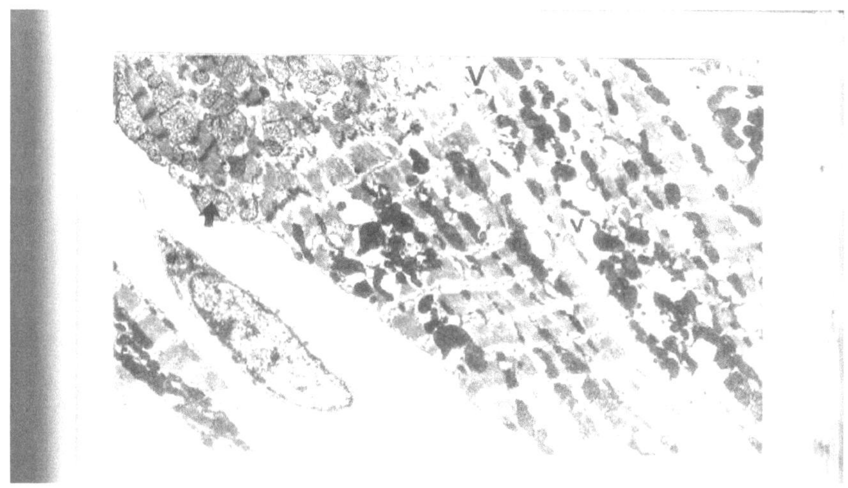

FIGURA 4

O miocárdio subendocárdico do coração que apresentou a pior recuperação do fluxo aórtico (22,85%) no grupo dois (STH+/R).

Esta figura mostra um miócito com mitocôndrias ligeiramente inchadas (seta) e outro com vacúolos intracelulares proeminentes (V).

GRUPO III (STH/R+)

Alguns miócitos subendocárdicos estavam gravemente danificados e apresentavam bandas de contração com ligeiro inchaço mitocondrial (Fig.5) e outros eram relativamente normais com mitocôndrias não inchadas (Fig.5).

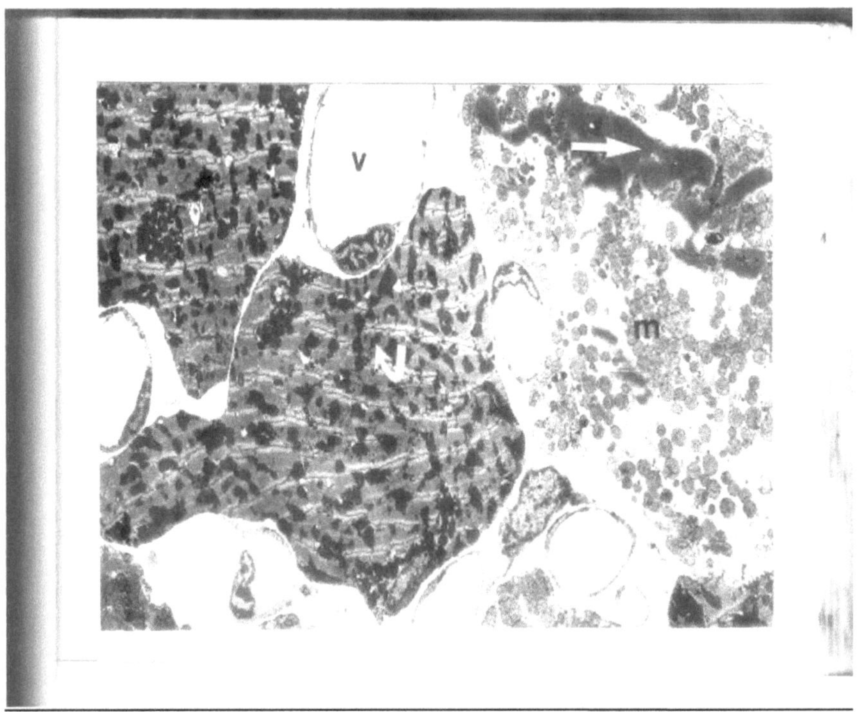

FIGURA 5

O miocárdio subendocárdico do coração que apresentou a melhor recuperação do fluxo aórtico (23,1%) no grupo três (STH/R+).

Um miócito apresenta formação de banda de contração (seta) e mitocôndrias ligeiramente inchadas (M). Os outros miócitos são relativamente normais com mitocôndrias relativamente normais (seta curva). Os carpilares intervenientes (V) têm lumina aberta.

Ampliação TEM X 2, 886

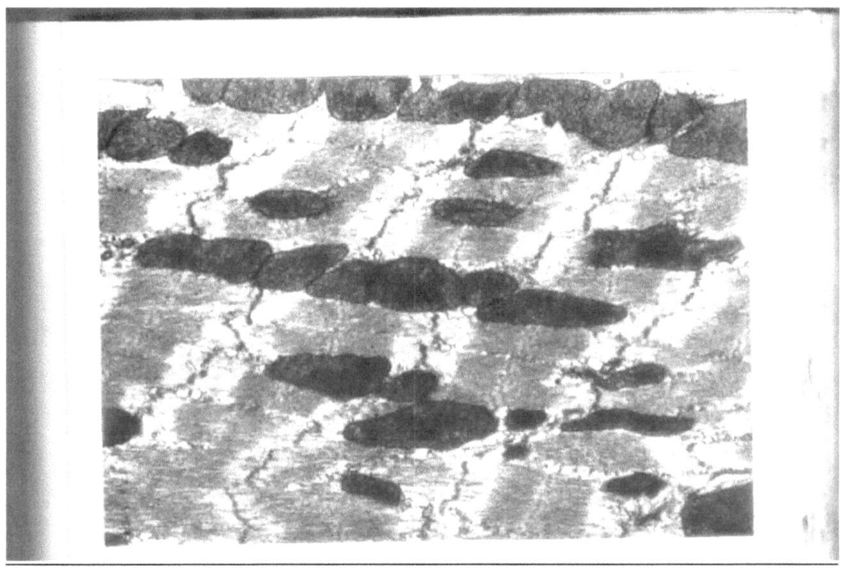

FIGURA 6

O miocárdio subendocárdico do coração que não recuperou o fluxo aórtico no grupo três (STH/R+) durante os 30 minutos de reperfusão.

A figura mostra um miócito que foi esticado mas que contém mitocôndrias não esticadas (seta).

Grupo IV (STH+/R+).

Alguns miócitos subendocárdicos mostraram uma estrutura relativamente normal com mitocôndrias não inchadas (Fig.7). A cromatina nuclear está distribuída uniformemente e existe um nucléolo no núcleo e também túbulos t (Fig.7).

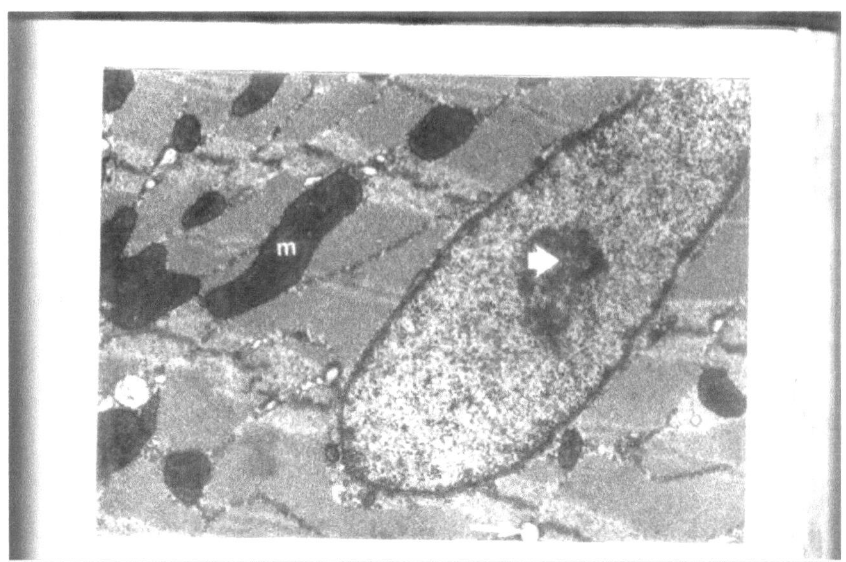

Figura 7

O miocárdio subendocárdico de um coração do grupo quatro (STH+R+). Nenhum coração deste grupo recuperou o fluxo aórtico durante 30 minutos de reperfusão.

Esta figura mostra um miócito essencialmente normal com mitocôndrias não inchadas (M), cromatina distribuída uniformemente e um nucléolo (seta grande) no núcleo e túbulos t (seta pequena).

3.6 DISCUSSÃO

Thomas Hospital (STH) contendo aspartato e reperfundidos sem suplementação de aspartato mostrou a melhor preservação da ultra-estrutura com alterações mínimas na vasculatura. Foram observadas apenas alterações ligeiras em alguns miócitos e poucas evidências de danos de reperfusão, tais como hemorragia, inchaço celular, bandas de contração e obstrução dos lúmens capilares. Assim, o aspartato parece atuar preservando a estrutura dos miócitos e das células endoteliais contra os danos da reperfusão (Figura 2)

A reperfusão do miocárdio isquémico pode produzir danos extensos nos tecidos e as alterações estruturais associadas à reperfusão pós-isquémica foram descritas por Jennings e colegas (Jennings *et al;* 1985, Ganote *et al;* 1983). Estes sugeriram que a reperfusão aumenta a taxa de processos necróticos no miocárdio irreversivelmente lesionado. Isto resulta em grandes alterações nas ultra-estruturas que não estavam presentes no tecido isquémico antes do início da reperfusão. As células tornam-se maciçamente inchadas em segundos, um fenómeno frequentemente referido como inchaço explosivo das células (Jennings e Reimer 1981) e o sarcolema, as mitocôndrias e as estruturas membranosas formam grandes bolhas e tornam-se fragmentadas. As mitocôndrias desenvolvem grandes densidades contendo fosfato de cálcio devido a um aumento maciço do conteúdo de cálcio intracelular (Shen e Jennings 1972, Nayler 1981). Pode também ocorrer uma contração irreversível das miofibrilhas, que é evidente como bandas de contração (Jennings *et al* 1975, Humphrey e Vanderwee 1986). Assim, a precipitação de grânulos intramitocondriais grosseiros e densos em electrões, a formação de bandas de contração e a formação de bolhas extensas são características estruturais distintivas da lesão de reperfusão que afecta as células irreversivelmente lesadas (Kloner *et al;* 1974a).

A taxa de fluxo coronário pós-isquémico foi significativamente melhorada quando o aspartato foi adicionado durante a preservação e a reperfusão. O mecanismo responsável por esta diferença pode ter sido um efeito protetor na microvasculatura, uma vez que havia relativamente poucos danos estruturais nos capilares nestes corações (figuras 7). Maxwell e Gavin (1990) demonstraram que os danos ultra-estruturais que resultam da reperfusão do miocárdio isquémico estão associados a alguma, mas não a toda, a incompetência microvascular que se desenvolve na reperfusão.

No que diz respeito à melhor recuperação dos corações expostos ao aspartato durante a preservação, estes não apresentaram a maginação da cromatina dos miócitos, nem a limpeza do citosol ou o inchaço dos miócitos observados no grupo de controlo (a figura 1 mostra o coração do grupo 1, enquanto a figura 2 mostra o coração do grupo 2). Estes são ambos índices de lesão celular, mas não indicam o mecanismo dessa lesão. Os corações do grupo 2 também não mostraram a formação de bandas de contração ou a extensa formação de bolhas pelos miócitos e células endoteliais, que são características da lesão de reperfusão em células irreversivelmente lesadas.

Este estudo determina o efeito benéfico do L-aspartato na preservação da ultra-estrutura do miocárdio e se este poderia ser melhorado pela adição durante a fase inicial de reperfusão, uma vez que não existe nenhum estudo conhecido que tenha investigado este aspeto. Conclui-se que a suplementação com aspartato durante a paragem cardioplégica e o armazenamento hipotérmico e/ou durante a reperfusão pós-isquémica reduz o estreitamento dos lúmens capilares e outras alterações ultra-estruturais que são evidências de danos causados pela isquémia e pela reperfusão.

3.7 REFERÊNCIAS

Braunwaldk E, e Kloner (1985) Myocardial reperfusion: a double edged sword. *Journal of Clinical Investigation 76:*1713-1719

Berkowitze S, Peville T, and Lesch M. (1978) Anaerobic amino acid metabolism as a potential energy source in Mammalian heart. *Clinical Research* **26**: 219

Babbs CF (1988)Uma lesão de reperfusão de tecido pós-isquémico. *Anais de Medicina de Emergência* **17**:1148-1157

Billingham ME, Baumgartner WA, Watson DC, Reitz BA, Masek MA, Rancy AA, Dyer PE, Stinson EB e Shunway NE (1980) Obtenção de coração à distância para transplante humano: estudos ultra-estruturais. *Circulation* **62** (Suppl): 11-19

Bittle JA e Shine KI (1983) Protection of ischaemic rabbit myocardium by glutamic acid. *Americal Journal of Physiology* **245:** 406-412

Choong YS and Gavin JB(1990) L-aspartate improves the functional recovery of explanted hearts stored in St. Thomas Hospital Cardioplegic at 4°C. *Journal of Thoraci Cardiovascular Surgery20*: 1043-1051

Carter G e Gavin JB (1986) Morphological changes in endocardium subjected to global ischaemia. *Investigação Básica em Cardiologia* **81:**465-472

Engelman RM,and Levisky S. (1982) A textbook of Clinical Cardiology. Mount Kisco, N.Y. Futura Pub. Co U.S.A.

Fan Y, Zhang AM, Xiao YB, Weng YG e Hetzer R (2010) Warm versus Cold Cardioplegia for heart surgery: A meta *analysis. Jornal Europeu de Cirurgia Cardiotorácica* 37:912-919

Ganote CE, (1983) Contraction band necrosis and irreversible myocardial injury. *Jornal de Cardiologia Celular Molecular15*: 6773

Granger DN, Hollwarth ME e Parks DA (1986) Ischaemic reperfusion injury: role of oxygen derived free radical *Ata Physiol.* (Suppl.) **548**:47-63

Hardesty RL, Griffith BP, Deeb GM, Bahnson HT, Starz TE (1983) Melhoria da função cardíaca utilizando cardioplegia durante a colheita e o tronsplante. *Transplant Proc.***15**:1253 1255

Hearse DJ, Humphrey S, Nayler W, Slade A e Bordu O. (1975) Ultrastructural damage associated with reoxygenation of anoxic myocardium. *Journal of Molecualr Cell* **Cardiology7**: 315-324

Humphrey SM e Vanderwee MA (1986) Factores que afectam o desenvolvimento da necrose da banda de contração durante a reperfusão de corações isolados de ratos isovolémicos. *Journal of Molecular Cell Cardiology18*:319-329.

Hale S.L e Kloner RA, (2011) Mild hypothermia as a Cardioprotective approach for acute myocardial infarction : Do laboratório à aplicação clínica. *Jornal de Terapia Farmacológica Cardiovascular* **16:**131-139

Hausen loy DJ e Yellon DM (2013) Myocardial ischaemiareperfusion injury: a neglected therapeutic target. *Journal of Clinical* **investigation123**(i):92-100

Jennings RB, Schapper J, Hill ML, Steenberger C e Reimer KA (1985) Effect of rperfusion late in the phase of reversible ischaemic injury,changes in cell volume, electrolytes, metabolites and ultrastructure. *Circulation Research* **56:** 262276.

Jennings RB, e Reimer KA (1981)Lethal myocardial ischaemic injury. American *Journal of* **Pathology102**:241-255

Jennings RB, Ganote CE, Kloner RA, Whalen DA e Hamilton DG (1975) Explosive swelling of myocardial cells irreversibly injured by transient ischaemia.*Recent Adv. Stud.Cardiac Struct Metab.* **6:**405-413.

Kloner RA, Ganote CE, Whalen Da e Jenning RB (1974a) Effect of a transient period of ischaemia on myocardial cells II. Estrutura fina durante os primeiros minutos de refluxo.*American Journal of Pathology74*:399-422.

Langerdorff O. (1895 Untersuchungen am uberlebenden saugestierherzen. *Pfluger Arch* **61**: 291-332.

Lofgren B, Povlsen JA, Rasmussen LE, Stoltrup MB, Solskov L (2010) A transaminação de aminoácidos é crucial para a proteção cardio isquémica em corações de ratos isolados normais e pré-condicionados - foco no L-glutamato. *Experimental Physiology* **95**:140-152

Lim K.H, Kang CW, Choi JY e J.H (2013) Cardioprotecção induzida pelo ginseng vermelho coreano contra a isquémia do miocárdio em cobaias. *Jornal Coreano de Farmacologia* **Fisiológica17**(4):282-289

Maxwell L e Gavin JB (1990): A contribuição da reperfusão para a patogénese da incompetência microvascular pós-isquémica. *Journal of molecular cell Cardiology22*(a): vii (Resumo)

NeelyJR, Liebermeister H, Battersby EJ, e Morgan H (1967) Efeito do desenvolvimento da pressão no consumo de oxigénio pelo coração isolado do rato.*American Journal of Physiology.***212**: 804814

Nayler WG (1981)O papel do cálcio no miocárdio isquémico. American *Journal of* **Pathology102**:262-270.

Pisarenko OI, Solomantina ES, Stredneva IM, Ivanov VE, Kapelko VI, Snirnov VH (1983a) Effects of glutamic and aspartic acids on adenine nucleotides, nitrogenous compounds on contractile function during underperfusion of isolated rat heart. *Journal of Molecular Cell Cardiology* **15:**53-60.

Pisarenko Ol, Novikoya EB, Serebyrnkova, L.I, Tskitishvili, O.V, Ivanov V.E e Stredneva IM.1985 Function and Metabolism of dog heart in ischaema and in subsequent reperfusion: effect of exogenous glutamic acid. *Pfluger Arch* **405**: 377-383

Roserkranz EP, Okeruto F, Buckberg GD, Robertson Jm, Vinten-Johansen J, and Bugyi HT(1986) Safety of prolonged aortic clamping with blood cardioplegic III. Aspartate enrichment of glutamate blood cardioplegia in energy - depleted hearts after ischaemic and reperfusion injury.*Journal of Thoracic Cardiovascular Surgery* **91**: 428-435.

Rau EE; Shine K.L, Gervais A, Douglas AM; e Amos EC (1979) Enhanced Mechanical recovery of anoxic and ischaemic myocardium by amino acid perfusion. *American Journal of Physiology* **236:** H 873-879.

Rosenfeldt FL, Korchazhkina O.V, Richards S.M, Fisher JL, Tong S e Pisavenko Ol (1998) O aspartato melhora a recuperação do coração de rato recentemente infetado após paragem cardioplégica. *European Journal of Cardiothoracic Surgery14*(2):185-190

Shen AC e Jennings (1972) Kinetics of Calcium accumulation in acute myocardial ischaemic injury.American *Journal of Pathology.***64:**441-452.

Tang XN e Yenari MA (2010) A hipotermia como estratégia citoprotectora na lesão isquémica dos tecidos. *Ageing research***9:**61-68.

Tissier R, Chenoune M, Ghaleh B, Cohem MV, Downey JM e Berdeaux A (2010) A criança pequena: Hipotermia ligeira para proteção cardiovascular? *Investigação Cardiovascular* **88:**406-414

Werns SW, Shea MJ, e Luchesi BR (1986) Free radicals and myocardial injury: Pharmacologic implications. Circulação **74:**1-5

Zuiderma M.Y e Zhang C (2010) Lesão de isquémia/reperfusão: o papel das células imunitárias. *Jornal Mundial de Cardiologia* **2** (10) :325-332.

CAPÍTULO 4

4.1 PAPEL DO L- ASPARTATO NAS CARACTERÍSTICAS ULTRA-ESTRUTURAIS DO MIOCÁRDIO SUBENDOCÁRDICO DE CORAÇÕES ISQUÉMICOS E REPERFUNDIDOS

4.2 RESUMO

O objetivo deste estudo é avaliar experimentalmente o papel do L-aspartato nos achados ultra-estruturais do miocárdio subendocárdico de corações isquémicos e reperfundidos. Foram utilizados trinta e dois ratos wistar albinos machos adultos, com peso entre 270 e 330 g, obtidos no Animal Research Laboratory da University of Auckland School of Medicine, na Nova Zelândia. Foram divididos em quatro grupos de oito ratos em cada grupo. Os ratos foram anestesiados com éter dietílico e também injectados com heparina na veia da cauda, após o que os corações foram rapidamente excisados através de uma toracotomia esquerda. Thomas Hospital (STHS) sem L-aspartato e reperfundidos com tampão Krebs Henseleit (KHB) sem L-aspartato (STH/R). O grupo dois foi armazenado com STHS contendo 20 mM de L-aspartato e reperfundido com KHB sem L-aspartato (STH/R). O grupo três foi armazenado em STHS sem L-aspartato e reperfundido com KHB contendo 20mM de L-aspartato (STH/R+) e os grupos quatro foram armazenados em STHS contendo 20mM de L-aspartato e reperfundidos com KHB contendo 20mM de L-aspartato (STH+/R+). A preparação do coração de trabalho isolado (Langendorrf) foi estabelecida. Os corações foram ligados a uma cânula através da qual foram perfundidos com

KHB. Após a reperfusão, todos os corações foram imediatamente fixados com glutaraldeído a 2,5%. Cortes transmurais do miocárdio subendocárdico foram cortados e processados para estudo por microscopia eletrónica. Os achados ultra-estruturais do miocárdio subendocárdico foram os mostrados nas fotomicrografias electrónicas de transmissão nas figuras 1 a 7. Com base nos achados mostrados nas figuras, este estudo conclui que a suplementação com L-aspartato durante a paragem cardioplégica e armazenamento hipotérmico parece retardar o desenvolvimento de lesão irreversível dos miócitos e células endoteliais, de modo a que as alterações estruturais características do dano de reperfusão sejam também minimizadas.

Palavras-chave: L-aspartato, miocárdio, isquémia, subendocárdio, ultra-estrutura e Langendorrf

4.3 INTRODUÇÃO

A composição das soluções cardioplégicas utilizadas na submissão de corações a condições isquémicas é extremamente importante. Wicomb *et al.* (1987) demonstraram que mesmo quantidades relativamente pequenas de oligoelementos contaminantes, como o fe^{++} , presentes durante a perfusão hipotérmica de corações de babuínos imobilizados, podem fazer a diferença entre uma excelente recuperação funcional e a falência total após um transplante ortotópico.

Rosenkranz *et al;* (1986) descobriram que o enriquecimento com aspartato da cardioplegia sanguínea com glutamato melhora a recuperação (metabolismo oxidativo e função pós-isquémica) após isquémia grave e danos de reperfusão. O aspartato e o glutamato (13 mM cada) têm sido adicionados à cardioplegia sanguínea em cirurgias electivas e são componentes de rotina da hiperalimentação intravenosa. No entanto, o L- aspartato não foi utilizado clinicamente na STH e não foi avaliado por outros investigadores para além de Choong *et al;* (1990) quanto à sua capacidade de melhorar a recuperação metabólica, estrutural ou funcional do coração. A investigação de Choong *et al;* (1990) incidiu sobre o efeito do L-aspartato adicionado ao STH perfundido continuamente a uma taxa baixa durante o período isquémico. Este estudo mostrou que o aspartato 20 mM prolongava até 20 horas o intervalo de armazenamento seguro de corações de ratos explantados.

Os aminoácidos glutamato, aspartato, arginina e ornitina podem conferir proteção ao miocárdio hipóxico ou isquémico do coelho (Ran *et al;* 1979).

Os fenómenos observados quando o miocárdio lesionado por isquémia é reperfundido com sangue arterial forneceram informações significativas sobre as condições que existiam nos miócitos danificados enquanto estavam isquémicos. A reperfusão de miócitos irreversivelmente lesados produz, assim, respostas previsíveis e reproduzíveis (Jenning *et al;* 1985) que culminam na necrose da banda de contração (Ganote *et al;* 1983). Os miócitos lesionados de forma reversível podem ser salvos pela reperfusão, mas apresentam uma variedade de defeitos metabólicos, estruturais e funcionais persistentes e variáveis (Heyndrickz *et al;* 1975). De facto, a única prova inequívoca de que a lesão isquémica causou a morte celular durante a oclusão temporária da artéria coronária é a incapacidade de sobrevivência dos miócitos danificados pela isquémia quando a causa da lesão é removida pela restauração do fluxo arterial para o tecido. É possível que alguns ou todos os miócitos isquémicos que não são salvos pela reperfusão sejam viáveis no início da reperfusão, mas morrem em consequência da reperfusão.

Os danos ultra-estruturais criados pela reoxigenação consistiram inicialmente na perda de parte da membrana basal e na rutura física da membrana plasmática, mas os danos espalharam-se rapidamente por toda a célula, causando a desorganização das miofibrilas e anomalias mitocondriais (Hearse *et al;* 1975). Isto implica que a reintrodução do oxigénio molecular resulta num processo rápido e destrutivo que é capaz de danificar tanto as estruturas membranares dos fosfolípidos como as grandes proteínas, incluindo as miofibrilhas. Esta dependência temporal da hipoxia sugere que está a ocorrer uma série de alterações celulares e bioquímicas de tal forma que, quando o oxigénio molecular é reintroduzido, se inicia um processo de lesão que resulta em danos rápidos e graves no miocárdio.

A prova indireta da participação dos radicais livres de oxigénio durante a lesão de isquémia/reperfusão provém da utilização de conhecidos sequestradores de radicais livres de oxigénio que protegem a função miocárdica durante a lesão de isquémia/reperfusão. No modelo canino de isquémia global, Lucas *et al.* (1980) seguiram 45 minutos de isquémia a 27ᵒᶜ com reperfusão normotérmica e demonstraram que a inclusão de manitol, um conhecido sequestrador do radical hidroxilo, durante a reperfusão resultou num aumento do fluxo coronário, numa maior relação entre o fluxo epicárdico e endocárdico e na preservação da função ventricular esquerda.

Este estudo tem, portanto, como objetivo mostrar as características ultra-estruturais do miocárdio subendocárdico de corações isquémicos e reperfundidos quando expostos a solução de cardioplegia hipotérmica e reperfusado contendo L-aspartato como suplemento.

4.4 MATERIAIS E MÉTODOS

Foram utilizados trinta e dois ratos Wistar albinos machos adultos de raça pura, pesando entre 270 e 330 gramas, fornecidos pelo Animal Research Laboratories da University Of Auckland School Of Medicine.

Trinta e dois corações formaram os quatro grupos experimentais (n=8) nos quais se baseiam as conclusões desta investigação. Thomas Hospital (STH) sem aspartato e reperfundidos com tampão Krebs-Henseleit (KHB) sem aspartato (STH/R). Os corações do grupo dois foram presos e armazenados em solução STH contendo 20 mMol de aspartato e reperfundidos com KHB sem aspartato (STH+/R). Os corações do grupo três foram presos e armazenados em solução de STH sem aspartato e reperfundidos com KHB contendo 20 mMol de aspartato (STH/R+). Os corações do grupo quatro foram presos e armazenados em solução de STH contendo 20 mMol de aspartato e reperfundidos com KHB contendo 20 mMol de aspartato (STH+/R+).

Todos os animais foram anestesiados individualmente por inalação de éter dietílico numa campânula, tendo sido injectada heparina (200 UI/kg) na veia caudal. Um minuto depois, o coração foi rapidamente excisado através de uma toracotomia esquerda, tendo o cuidado de preservar comprimentos adequados da aorta e da veia pulmonar para a canulação, e depois imerso em solução tampão de bicarbonato de Krebs-Henseleit fria (4°C) para parar a atividade contrátil.

Foram então efectuadas preparações de corações de trabalho isolados e perfundidos (Langendorff *et al*; 1895, Neely *et al*; 1967, Hearse *et al*; 1975). Para tal, cada coração foi ligado a uma cânula aórtica, através da qual foi imediatamente perfundido com KHB a partir de um reservatório (o reservatório de Langendorff) localizado 100 cm acima do coração com tampão de bicarbonato de Krebs-Henseleit (pH 7,4 a 37°C), que foi oxigenado por borbulhamento com 95% de O_2 e 5% de CO_2. Nos três minutos seguintes, a aurícula esquerda foi também canulada e o coração foi então convertido numa preparação de trabalho, mudando o fornecimento de perfusato para a aurícula esquerda a uma pressão de 20 cm H_2O. O perfusato foi então ejectado espontaneamente pelo ventrículo esquerdo em batimento para a cânula aórtica contra uma pressão hidrostática de 100 cm H_2O. Todo o sistema foi revestido com água para manter o coração a 37°C.

Durante os 20 minutos seguintes, os valores de controlo pré-isquémico da função cardíaca (frequência cardíaca, pressão aórtica, taxa de fluxo coronário e taxa de fluxo aórtico) foram medidos de 5 em 5 minutos. A pressão aórtica e a frequência cardíaca foram monitorizadas através do braço lateral da cânula aórtica com um transdutor de pressão (Statham Model P23XL, Gould Inc., Oxnard, Califórnia) e um registador (Neotrace 400 2EF, Neomedix Systems, Pye Ltd., Sydney, Áustria). As taxas de fluxo aórtico foram indicadas por um fluxómetro em linha e as taxas de fluxo coronário por recolha temporizada de perfusafe drenado do ápice do coração. O fornecimento de perfusafe foi então comutado de volta para a cânula aórtica e a preparação para o modo de não funcionamento de Langendorff (1895) durante três minutos e o fluxo coronário foi novamente medido.

Em seguida, cada coração foi imobilizado através da pinça de ambas as cânulas e da perfusão da vasculatura coronária com uma solução cardioplégica oxigenada através de um braço lateral da cânula aórtica durante três minutos a 4°C a partir de um reservatório situado 80 cm acima do coração. Tomou-se o cuidado de evitar bolhas de ar e todo o sistema foi mantido a 4°C. O coração foi então transferido, ainda ligado ao sistema de cânula desmontável (Choong *et al*; 1989), para ser imerso num copo contendo a mesma solução cardioplégica utilizada na paragem cardíaca, e foi armazenado durante 10 horas a 4°C.

Após 10 horas, os corações foram montados novamente no aparelho de perfusão e reperfundidos com tampão KHB oxigenado com ou sem aspartato a 37°C através da aorta no modo não funcional durante 10 minutos para simular a circulação extracorpórea seguida de reperfusão coronária. O fluxo coronário foi medido a cada dois minutos. Os corações foram então convertidos para o modo de trabalho e os índices de função ventricular esquerda foram novamente registados a cada cinco minutos durante um período de 20 minutos. Os corações que não conseguiram gerar um fluxo aórtico contra a cabeça de pressão de 100cm H_2O em 30 segundos foram trocados de novo e perfundidos no modo de não trabalho. Cinco minutos depois, foram novamente colocados no modo de trabalho. Aqueles que ainda não conseguiram gerar fluxo aórtico em 30 segundos foram novamente colocados no modo de não funcionamento. Este procedimento foi repetido até ao final dos 30 minutos de reperfusão.

Todos os corações foram fixados imediatamente após a reperfusão por perfusão com 20ml de glutaraldeído gelado a 2,5% em tampão fosfato 0,1M *PH 7,4 460 mOsmol) injetado através da cânula aórtica a 100 cm H_2O de pressão a partir de um reservatório. Estes corações foram então divididos transversalmente através dos ventrículos, a meio caminho entre o ápex e o sulco atrioventricular. Cortes transmurais (2 mm de espessura) da parede do ventrículo esquerdo foram então cortados e blocos de 1 mm de³ miocárdio subepicárdico e subendocárdico foram excisados e imersos neste fixador durante a noite. Os blocos de tecido foram posteriormente processados para estudo de microscopia eletrónica.

4.5 RESULTADOS

Este estudo avaliou experimentalmente a ultra-estrutura do miocárdio de corações armazenados em solução cardioplégica com e sem suplementação de aspartato. Os resultados foram os seguintes

GRUPO I (STH/R)

Os miócitos subendocárdicos apresentavam um grau de lesão variável (Fig. 1), com alguns pouco alterados em relação ao normal e outros com mitocôndrias inchadas e maginação da cromatina nuclear (Fig. 1). Muitos dos capilares intervencionados apresentavam um lúmen estreito e continham detritos membranares e bolhas (Fig.2). Perfis membranares semelhantes ou bolhas também estavam presentes nos espaços intercelulares.

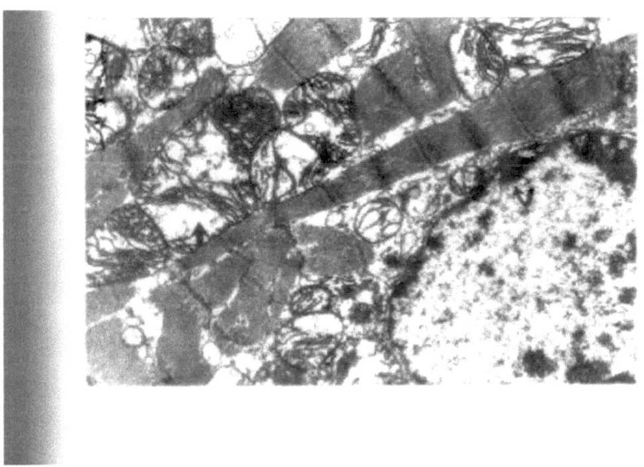

FIGURE 1

Miocárdio subendocárdico do coração que apresentou recuperação do fluxo aórtico no grupo um (STH/R).

A figura mostra parte de um miócito com mitocôndrias inchadas (seta grande) e aglomeração da cromatina nuclear (seta curva) no seu núcleo.

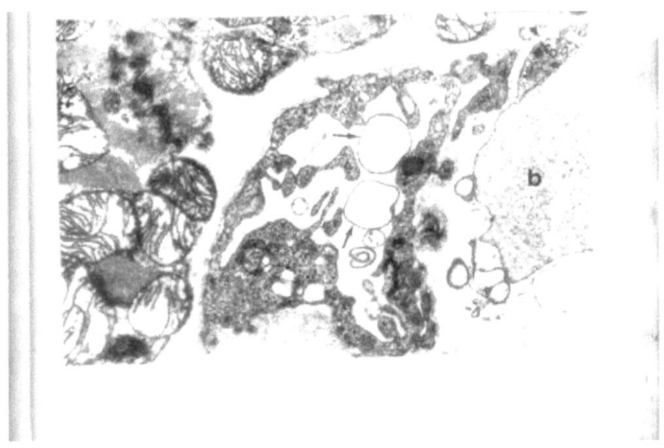

FIGURE 2

Miocárdio subendocárdico de um coração do grupo um (STH/R) que não recuperou o fluxo aórtico durante os 30 minutos de reperfusão pós-isquémica.

A figura mostra um capilar com um lúmen estreito contendo bolhas ligadas à membrana (setas). Existe também uma grande bolha ligada à membrana (b) no espaço intercelular.

GRUPO II (STH+/R)

Alguns miócitos subendocárdicos, mas não todos, apresentavam alguns danos com mitocôndrias inchadas (Fig. 3), a maioria dos capilares tinha lumina aberta (Fig. 3) e vesículas pinocitóticas estavam presentes (Fig. 3), enquanto outros miócitos tinham mitocôndrias que eram na sua maioria normais (Fig. 4)

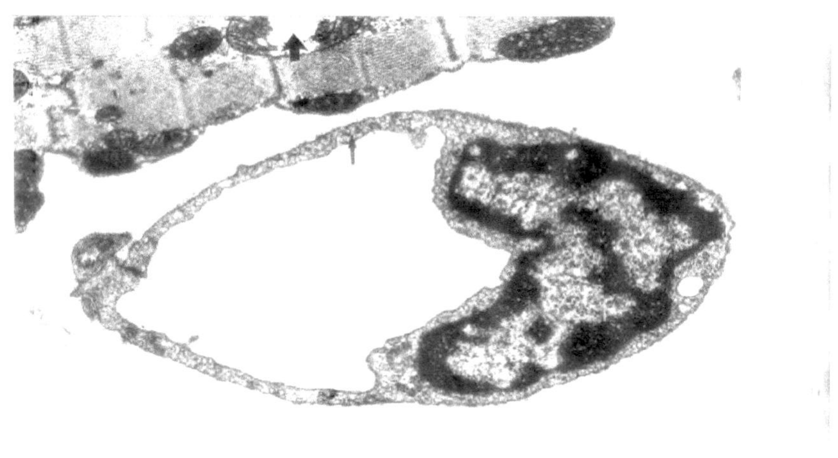

FIGURA 3

O miocárdio subendocárdico do coração que mostrou uma boa recuperação do fluxo aórtico no grupo dois (STH+/R).

A figura mostra parte de um miócito com mitocôndrias inchadas (seta grande). O capilar adjacente, essencialmente normal, tem um lúmen aberto e uma vesícula pinocitótica (seta pequena).

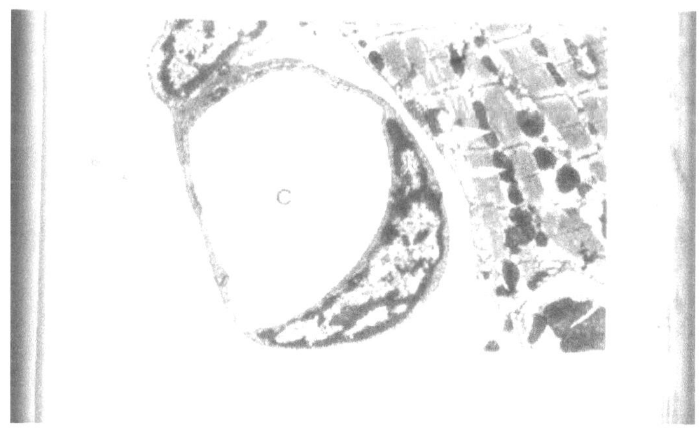

FIGURA 4

O miocárdio subendocárdico do coração que não mostrou uma boa recuperação do fluxo aórtico no grupo dois (STH+/R).

A figura mostra um capilar essencialmente normal (C) e um miócito com mitocôndrias relativamente não inchadas (setas).

Ampliação TEM X 12,470

GRUPO III (STH/R+)

Alguns miócitos subendocárdicos estavam gravemente danificados e apresentavam bandas de contração com ligeiro inchaço das mitocôndrias e outros eram relativamente normais com mitocôndrias não inchadas (Fig. 5). Outros miócitos apresentavam mitocôndrias inchadas e limpeza do citosol (Fig. 5). A maioria dos vasos sanguíneos estava aberta e relativamente intacta (Fig.5), mas alguns tinham bolhas no lúmen (Fig.6).

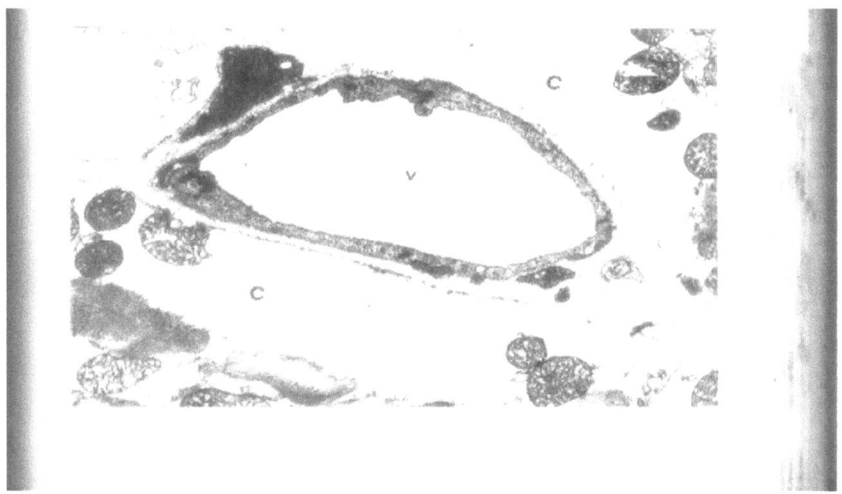

FIGURA 5

O miocárdio subendocárdico do coração que teve uma boa recuperação do fluxo aórtico no grupo 3 (STH/R+).

A figura mostra miócitos com ligeiro inchaço mitocondrial (seta) e extensa limpeza do citosol (C). O capilar (V) está aberto e não está danificado.

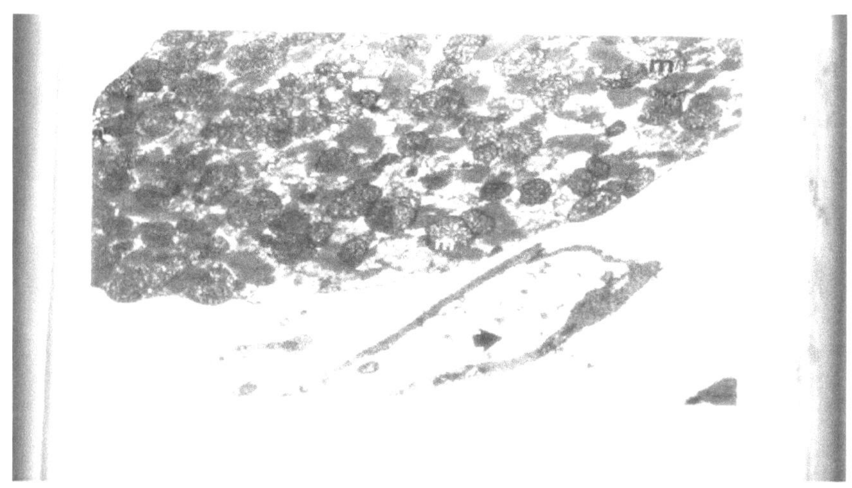

FIGURA 6

O miocárdio subendocárdico do coração que não recuperou o fluxo aórtico no grupo três (STH/R+) durante os 30 minutos de reperfusão.

A figura mostra um miócito com ligeiro inchaço mitocondrial (M) e um capilar com formação de bolhas no lúmen (seta).

Grupo IV (STH+/R+).

Alguns miócitos subendocárdicos apresentavam uma estrutura relativamente normal (Fig. 7), com mitocôndrias não dilatadas. Um pequeno número de bolhas estava presente em alguns vasos (Fig. 7) e algumas estavam no espaço intercelular (Fig. 7).

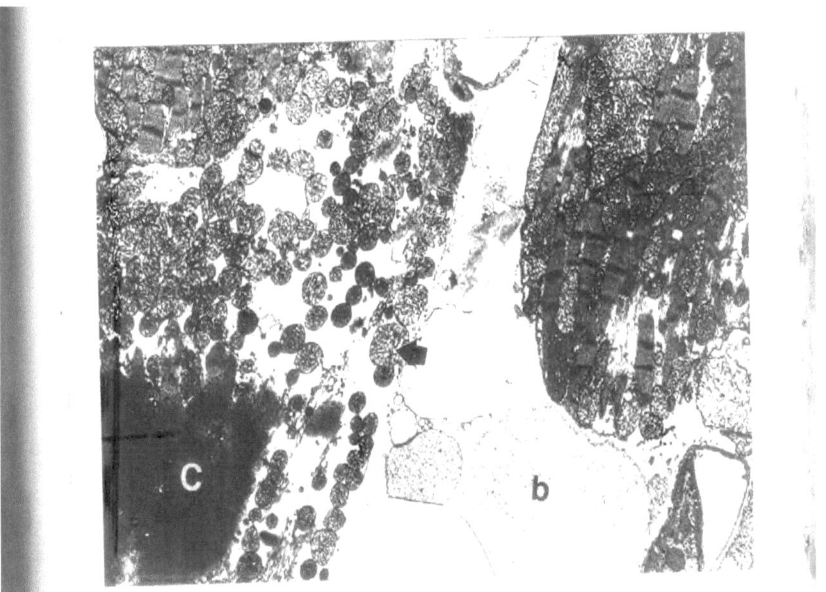

FIGURA 7

O miocárdio subendocárdico de um coração do grupo quatro (STH+/R+).

Um miócito está gravemente danificado com formação de banda de contração (C), e existem bolhas (b) no espaço intracelular.

Ampliação TEM X 5.250

4.6 DISCUSSÃO

Neste estudo, a suplementação com L-aspartato durante o armazenamento na solução cardioplégica por algumas horas mostrou melhorias na recuperação das funções cardíacas de forma significativa. Estes índices de funções cardíacas melhoradas foram o fluxo coronário, a frequência cardíaca, a pressão aórtica e o fluxo aórtico. Estes resultados foram comparáveis aos resultados de Choong e Gavin (1990).

O grupo de corações que continha L-aspartato durante a paragem cardioplégica mas sem L-Aspartato durante a reperfusão teve a melhor preservação ultra-estrutural com menos alterações na vasculatura. Embora existam apenas alterações ligeiras em alguns miócitos e poucas evidências de lesão de reperfusão, tais como necrose da banda de contração, inchaço das mitocôndrias, formação de bolhas e obstrução do lúmen capilar. A preservação dos miócitos e da estrutura das células endoteliais contra a lesão de reperfusão parece ser o mecanismo de ação do L-aspartato (Figura 2).

A reperfusão de miócitos irreversivelmente danificados pode produzir respostas previsíveis e reproduzíveis que culminam em necrose da banda de contração (Ganote *et al;* 1983). Evidências ultra-estruturais de danos na membrana foram relatadas por vários investigadores (Jennings *et al;* 1978, Buja *et al;* 1981, Kloner *et al;* 1983). A rutura do sarcolema pode ser detectada pela primeira vez após 30 a 40 minutos de isquemia de baixo fluxo, mas estas rupturas são focais e só são encontradas através de uma pesquisa cuidadosa utilizando microscopia eletrónica de alta resolução. A presença de rutura pode ser confirmada através da demonstração de um aumento acentuado do espaço difusível da inulina em fatias finas de tecido preparadas a partir deste tecido danificado e colocadas in vitro em krebs Ringer fosfato oxigenado ou anóxico (Jennings *et al;* 1978, Buja *et al;* 1981). À medida que o período de isquémia se prolonga, o sarcolema desenvolve bolhas e a rutura do plasmalema torna-se mais proeminente. No entanto, embora o plasmalema sobre as bolhas esteja rompido, a lâmina basal dos miócitos permanece intacta.

Uma grande variedade de modelos experimentais demonstrou que as mesmas condições isquémicas que afectam os miócitos cardíacos também afectam negativamente a estrutura e a função microvasculares (Nevalainen *et al;* 1986). Foram descritas várias alterações ultra-estruturais características causadas pela isquémia nos microvasos do miocárdio (Armiger e Gavin 1975). Após 10 minutos de isquémia, o inchaço das células endoteliais era proeminente, as vesículas pinocíticas já não podiam ser vistas no citoplasma e havia saliências citoplasmáticas no lúmen capilar. Nesta altura, as células endoteliais também apresentavam aglomeração e maginação da cromatina nuclear e inchaço das mitocôndrias. Após uma isquémia prolongada, os capilares estavam gravemente obstruídos por detritos e protrusões de células endoteliais. Os sinais de lesão isquémica podem ser observados em vasos de todas as camadas do miocárdio. As células musculares lisas das paredes arteriolares também incham e grande parte do seu conteúdo miofilamentar parece estar perdido após 60 minutos de isquémia (Nevalainen *et al;* 1986).

O facto de não haver evidência de lesão de reperfusão no grupo de corações que recebeu L-aspartato durante o armazenamento hipotérmico mostra que muito poucos miócitos e células endoteliais ficaram irreversivelmente lesados durante os intervalos isquémicos e sugere que o L-aspartato protege de alguma forma as células contra a lesão isquémica. No entanto, existe evidência de lesão de reperfusão no grupo de corações que recebeu L-aspartato tanto durante o armazenamento como durante a reperfusão (Figura 7).

A adição de L-aspartato nos corações do grupo quatro (STH+/R+) melhorou a taxa de fluxo coronário pós-isquémico. O mecanismo responsável pode ter sido um efeito protetor sobre a microvasculatura, uma vez que havia relativamente poucos danos estruturais nos capilares nestes corações. Maxwell e Gavin (1990) demonstraram que os danos ultra-estruturais que resultam da reperfusão do miocárdio isquémico estão associados a alguma, mas não a toda, a incompetência microvascular que se desenvolve na reperfusão.

Os corações do grupo dois (STH+/R) não apresentaram a maginação da cromatina dos miócitos, nem a limpeza do citosol ou o inchaço dos miócitos observados no grupo de controlo sem suplementação de L-aspartato durante o armazenamento e a reperfusão. Estes são ambos índices de lesão celular, mas não indicam o mecanismo dessa lesão (fig. 2). Este grupo também não mostrou a formação de bandas de contração ou a formação de bolhas extensas por miócitos e células endoteliais, que são características de lesão de reperfusão em células irreversivelmente lesadas.

Choong *et al;* (1990) observaram uma ausência semelhante de evidência de lesão de reperfusão em corações tratados a 4º C durante 20 horas com STH contendo aspartato por perfusão de baixo fluxo.

Esta investigação conclui, portanto, que a suplementação com L-aspartato durante a paragem cardioplégica e o armazenamento hipotérmico parece atrasar o desenvolvimento de lesões irreversíveis nos miócitos e nas células endoteliais, de modo a que as alterações estruturais características da lesão de reperfusão sejam também minimizadas.

4.7 REFERÊNCIAS

Algani KD,Maganti M, e Yau TM (2011). Preditores da síndrome de baixo débito cardíaco após cirurgia de revascularização do miocárdio isolada: tendências ao longo de 20 anos. *Annal of Thoracic Surgery* **95**(5): 1678 - 1684.

Armiger LC e Gavin JB (1975).Alterações na microvasculatura do miocárdio isquémico e infartado.*Laboratory Investigation.***33**:51 - 56.

Ay Y, Kara I, Aydin C, Ay NK, Teker ME, Senol S, Inan B, Basel H, Uysal O, e Zeybek R,(2013).Effect of ischaemic preconditioning and iloprost on myocardial ischaemia/reperfusion damage in rats. *Revista Internacional de Medicina Clínica Experimental* **6**(7): 516 - 523.

Buja LM e Willerson JT,(1981). Anomalias da regulação do volume e da integridade da membrana em fatias de tecido do miocárdio após lesão isquémica precoce no cão: efeitos do manitol, polietilenoglicol e propranolol.*American Journal of Pathology* **103**:79 - 95.

Choong Y.S e Gavin JB (1990). L-aspartato melhora a recuperação funcional de corações explantados armazenados em solução cardioplégica do St. Thomas Hospital a 4º C. *Journal of Thoracic Cardiovascular* **Surgery99**:510 - 517.

Ganote C.E. (1983).Contraction band necrosis and irreversible myocardial injury.*Journal of Molecular Cell Cardiology* **15**:67 - 73.

Hausenloy DJ and Yellon DM (2013) Myocardial ischaemia - reperfusion injury: a neglected therapeutic target. *Journal of Clinical Investigation* **123**(1): 92 - 100.

Hearse DJ, Humphrey S, Nayler W, Slade A, e Bordu O (1975). Danos ultra-estruturais associados à reoxigenação do miocárdio anóxico. *Journal of Molecular Cell* **Cardiology7**:315 - 324.

Heyndrick GR, Millard RW, McRitchie RT, Maroko PR, e Vatner SF (1975).Alterações funcionais e electrofisiológicas regionais do miocárdio após breve oclusão da artéria coronária em cães conscientes.*Journal of Clinical Investigation* **56**:978 - 985.

Jennings RB, Hawkins HK, Low JE, Hill ML, Klotman S, e Reimer KA (1978).Relação entre fosfato de alta energia e lesão letal na isquémia do miocárdio no cão.*American Journal of Pathology* **92**:187 - 214.

Jennings RB, Schapper J, Hill ML, Steenbergen C, e Reimer KA (1985).Efeitos da reperfusão no final da fase de lesão isquémica reversível; alterações no volume celular, electrólitos, metabolitos e ultra-estrutura.*Circulation Research* **56**:262 - 268.

Kloner RA, Ellis SG, Carlson NV, e Braunwald E(1983). Reperfusão coronária no tratamento do enfarte agudo do miocárdio: disfunção ventricular pós-isquémica. *Cardiologia* **70**:233 - 246.

Langendorff O.(1895).Untersuchungen umuberlebenden saugestierherzen. *Pflugers Arch.***61**:291 - 332.

Lee S, Huang S, Kawamura T, Shigemura N, Billiar TR, Nakao A e Toyoda Y (2011). Histidina-triptofano-cetoglutarato ou celsior: qual é o mais adequado para a preservação a frio de enxertos cardíacos de dadores mais velhos? *Annals of Thoracic Surgery* **91**(3): 515 - 524.

Luca SK, Garner TJ, Flaherty JT, Burkley BH, Elmer EG e Gott

VL.(1980).Efeito benéfico da administração de manitol durante a reperfusão após paragem isquémica. *Circulation* **62**:(Suppl. 1): 34 - 41.

Maxwell L, e Gavin JB (1990). A contribuição da reperfusão para a patogénese da incompetência microvascular pós-isquémica. *Journal of Molecular Cell Cardiology* **22**(9): vii.

Neely JR, Liebermeister H, Battersby EJ, e Morgan H (1967). Efeito do desenvolvimento da pressão no consumo de oxigénio pelo coração isolado do rato. *American Journal of* **Physiology212**: 804 - 814.

Nevalainen TJ, Armiger LC e Gavin J.B. (1986).Effects of ischaemia on vasculature. *Jornal de Cardiologia Celular Molecular Proceedings Paper* **18**(Suppl. 4): 7 - 10.

O'Blenes SB, Friesen CH, Ali A, e Howlet S (2011) Proteger o coração idoso durante a cirurgia cardíaca: os potenciais benefícios da Cardioplegia del Nido.*Journal of Thoracic Cardiovascular Surgery.* **141**:762 - 770

Rau EE, Shine KL, Gervais A, Douglas AM, e Amos EC (1979). Enhanced mechanical recovery of anoxic and ischaemic myocardium by amino acid perfusion. *American Journal of Physiology 236: 873 - 879.*

Rosenkranz ER, Okamuto F, Buckberg GD, Robertson JM, Vinten- Johanson J, e Bugyi HT (1986).Segurança do clampeamento aórtico prolongado com cardioplegia sanguínea iii. Enriquecimento com aspartato da cardioplegia sanguínea com glutamato em corações depletados de energia após lesão isquémica e de reperfusão.Journal of Thoracic Cardiovascular Surgery 91:428 - 435.

Sett S.S., Tearle H, Le Blanc J.G e Lat R (1997).Effect of glutamate - aspartate reperfusion on post ischaemic neonatal myocardium.Journal of Thoracic and Cardiovascular Surgery 113:462 - 466.

Viana FF, Shi W.Y, Hayward P.A., Lawbina M.E, Liskaser F, Matalanis G(2013). Cardioplegia custodial versus sanguínea em operações cardíacas complexas:

uma experiência australiana. European Journal of Cardiothoracic Surgery 43(3) 526 - 531.

Vichova T e Motovska Z (2013).Marcador preditivo de stress oxidativo para a doença arterial coronária. Experimental Clinical Cardiology 18(2): e88 - 91.

Wicomb WN, Cooper DKC, e Nokitsky D (1987) Perda de viabilidade do miocárdio após armazenamento em perfusão hipotérmica devido à contaminação de oligoelementos na perfusão.

CAPÍTULO 5

5.1 O EFEITO CARDIOPROTECTOR DA SOLUÇÃO CARDIOPLÉGICA

5.2 RESUMO

A palavra cardioplegia refere-se à solução utilizada para provocar a assistolia do coração, ou seja, a paralisia do coração (http//cancerweb.ncl.uk/cgi). O procedimento mais comum para conseguir a assistolia é a infusão de solução cardioplégica fria na circulação coronária. Este processo protege o miocárdio, ou músculo cardíaco, de danos durante o período de isquémia (Hans e Mehlhorn 1993). Para tal, o doente é primeiro colocado em bypass cardiopulmonar. Este dispositivo, também conhecido como máquina coração-pulmão, assume as funções de troca de gases pelo pulmão e de circulação sanguínea pelo coração. Posteriormente, o coração é isolado do resto da circulação sanguínea através de uma pinça oclusiva colocada na aorta ascendente proximal à artéria inominada. Durante este período de isolamento do coração, este não recebe qualquer fluxo sanguíneo e, por conseguinte, não recebe oxigénio para o seu metabolismo. À medida que a solução de cardioplegia se distribui por todo o miocárdio, o ECG altera-se e, eventualmente, dá-se a assistolia. A cardioplegia diminui a taxa metabólica do músculo cardíaco, evitando assim a morte celular durante o período de isquémia, o que é possível devido às várias substâncias químicas

Alguns estudos que investigaram a eficácia de muitas substâncias químicas na proteção das células do miocárdio foram apresentados abaixo na revisão.

Palavras chave: Coração, Cardioplegia, Isquémia, Miocárdio, Ultra-estrutura e Dano

5.3 INTRODUÇÃO

A cardioplegia é a cessação intencional e temporária da atividade cardíaca, principalmente para cirurgia cardíaca.

A solução cardioplégica é o meio pelo qual o miocárdio isquémico é protegido da morte celular. Isto é conseguido através da redução do metabolismo do miocárdio por meio de uma redução da carga de trabalho cardíaco e pelo uso de hipotermia. Quimicamente, a elevada concentração de potássio presente na maioria das soluções cardioplégicas diminui o potencial de repouso da membrana das células cardíacas. O potencial de repouso normal dos miócitos ventriculares é de aproximadamente - 90Mv (htt://www.cvphsiology.com/Arrhythmias/A007/htm). Quando a cardioplegia extracelular desloca o sangue que envolve os miócitos, a voltagem da membrana torna-se menos negativa e a célula despolariza-se mais rapidamente. A despolarização provoca contração, o cálcio intracelular é sequestrado pelo retículo sarcoplasmático através de bombas de Ca2+ dependentes de ATP e a célula relaxa (diástole). No entanto, a elevada concentração de potássio da cardioplegia extracelular impede a repolarização. O potencial de repouso no miocárdio ventricular é de cerca de -84mV a uma concentração extracelular de K+ de 5,4 mmol/l. O aumento da concentração de K+ para 16,2 mmol/l eleva o potencial de repouso para -60mV, um nível em que as fibras musculares são inexcitáveis a estímulos normais. Quando o potencial de repouso se aproxima de -50mV, os canais de sódio são inactivados, resultando numa paragem diastólica da atividade cardíaca (Hensely e Martin 1995). As portas de inativação da membrana, ou portas h Na+, são dependentes da voltagem. Quanto menos negativa for a voltagem da membrana, maior será o número de portas h que tendem a fechar-se. Se a despolarização parcial for produzida por um processo gradual, como a elevação do nível de K+ extracelular, as portas têm tempo suficiente para se fecharem e, assim, inactivarem alguns dos canais de Na+. Quando a célula está parcialmente despolarizada, muitos dos canais de Na+ já estão inactivados e apenas uma fração destes canais está disponível para conduzir a corrente de entrada de Na+ durante a despolarização de fase 0 (Berne e Levy 1993).

É interessante notar que a utilização de dois outros catiões, Na+ e Ca2+, também pode ser utilizada para parar o coração. Ao remover o Na+ extracelular do perfusato, o coração não baterá porque o potencial de ação depende dos iões Na+ extracelulares. No entanto, a remoção do Na+ não altera o potencial de membrana em repouso da célula. Da mesma forma, a remoção do Ca2+ extracelular resulta numa diminuição da força contrátil e numa eventual paragem na diástole. Um exemplo de uma solução de baixo [K+] e baixo [Na+] é o HTK (histidina-triptofano-cetoglutarato). Por outro lado, o aumento da concentração extracelular de Ca2+ aumenta a força contrátil. A elevação da concentração de Ca2+ a um nível suficientemente elevado resulta em paragem cardíaca em sístole. Este infeliz acontecimento irreversível é designado por "coração de pedra" ou rigor.

A hipotermia é o outro componente chave da maioria das estratégias cardioplégicas. É utilizada como mais um meio para reduzir ainda mais o metabolismo do miocárdio durante os períodos de isquémia. A equação de Van' Hoff permite calcular que o consumo de oxigénio diminuirá 50% por cada 10 °C de redução da temperatura. Este efeito Q10 combinado com um produto químico, a paragem cardíaca, pode reduzir o consumo de oxigénio do miocárdio (MV02) em 97% (Gravlee et al, 1993).

A cardioplegia fria é administrada ao coração através da raiz da aorta. O fornecimento de sangue ao coração provém da raiz da aorta através das artérias coronárias. A cardioplegia em diástole assegura que o coração não gasta as valiosas reservas de energia (ATP - adenosina trifosfato). O sangue é normalmente adicionado a esta solução em quantidades variáveis de 0-100%. O sangue actua como um tampão e também fornece nutrientes ao coração durante a isquémia.

Uma vez terminada a intervenção nos vasos cardíacos (cirurgia de revascularização do miocárdio) ou no interior do coração, como a substituição de uma válvula ou a correção de um defeito cardíaco congénito, etc., a pinça transversal é retirada e o isolamento do coração é terminado, de modo a que o fornecimento normal de sangue ao coração seja restabelecido e o coração volte a bater.

O fluido frio (normalmente a 4 °C) assegura que o coração arrefece até uma temperatura aproximada de cerca de 15-20 °C, abrandando assim o metabolismo do coração e prevenindo, deste modo, danos no músculo cardíaco. Este facto é ainda reforçado pelo componente de cardioplegia, que é rico em potássio

Quando a solução é introduzida na raiz da aorta (com uma pinça aórtica na aorta distal para limitar a circulação sistémica), chama-se cardioplegia anterógrada. Quando a solução é introduzida no seio coronário é chamada de cardioplegia retrógrada, (Sistema de administração de cardioplegia)

Existem muitas soluções cardioplégicas com diferentes aditivos. O único aditivo vital na maioria das soluções é o cloreto de potássio numa concentração de 2030 mmol/L. Outros aditivos como o manitol, o bicarbonato de sódio, a procaína, etc., são de importância secundária.

A ideia de proteger o coração do insulto isquémico durante a cirurgia cardíaca para permitir a paragem cardíaca electiva é tão antiga como a própria ideia de cirurgia cardíaca. O padrão de ouro atual na rotina clínica é um regime de potássio elevado adicionado a soluções cardioplégicas cristalóides ou sanguíneas para induzir a paragem despolarizada. As actuais alterações demográficas dos doentes, com doentes cada vez mais idosos e comórbidos, e o aumento da complexidade dos casos, com corações cada vez mais anormais do ponto de vista estrutural como correlato morfológico, juntamente com as evoluções na cirurgia cardíaca pediátrica, que permitem procedimentos mais complexos do que nunca, redefinem os requisitos para a cardioprotecção.

Muitos regimes, em parte contraditórios, para proteger o miocárdio de insultos isquémicos entraram na rotina clínica; no entanto, a recuperação funcional do coração continua a ser frequentemente prejudicada devido à lesão da perfusão.

A lesão de reperfusão do miocárdio é um fator determinante da recuperação funcional dos órgãos no pós-operatório, da morbilidade e da mortalidade em doentes adultos e pediátricos. Existe uma discrepância entre o que as actuais estratégias de proteção são capazes de fazer e o que se espera que façam numa comunidade de cirurgia cardíaca em rápida mudança. Uma maior compreensão dos intervenientes moleculares da lesão de reperfusão isquémica oferece sementes potenciais para novos regimes cardioprotectores e pode deslocar ainda mais os limites do que é tecnicamente viável.

Na maioria das intervenções cirúrgicas cardíacas, a paragem do coração é inevitável, sendo a perfusão arterial sistémica e a oxigenação transferidas para uma máquina coração-pulmão. Até aos dias de hoje, a paragem cardioplégica continua a ser o padrão de ouro da cardioprotecção e requer uma solução rica em potássio que envia o coração para uma paragem despolarizada, tal como referido anteriormente [Chambers e Fallouh 2010].

Apesar da sua utilização quase universal, a cardioplegia, na sua forma atual, está associada a potenciais desvantagens que tornam estes regimes cardioprotectores uma escolha menos que óptima em determinadas situações clínicas e em determinados grupos de doentes. 25% da população com mais de 75 anos sofre de sintomas de doença cardiovascular [Ghanta et al, 2011], e como os idosos representam a população demográfica que mais cresce nos países industrializados, a proporção de pacientes idosos sendo avaliados para cirurgia cardíaca só deve aumentar (a idade média dos pacientes cirúrgicos cardíacos aumentou de 55,8 anos para 68,8 anos no decorrer da última década [Nicolini et al, 2014]). Em geral, os idosos representam uma população de doentes com comorbilidade e com maior risco perioperatório. Os factores que influenciam o risco operatório incluem a idade >70 anos, o sexo feminino e a insuficiência renal,

arteriopatia extracardíaca, doença pulmonar crónica, hipertensão pulmonar, diabetes dependente de insulina, NYHA III/IV e fração de ejeção <50%. Isso é especialmente importante à luz da mudança no campo da cardiologia intervencionista, que oferece abordagens guiadas por cateter para uma coorte de pacientes cada vez maior, causando uma mudança na cirurgia cardíaca, de um procedimento "simples" isolado para intervenções mais complexas [Hassan *et al*; 2010], às vezes em pessoas muito idosas e gravemente doentes [Chambers e Fallouh 2010, Nicolini *et al*; 2014].

Este aumento da complexidade dos casos numa população de doentes em mudança é especialmente relevante para os doentes com ventrículos comprometidos associados à hipertrofia ventricular esquerda (HVE) e à insuficiência cardíaca, em que é geralmente reconhecido que os métodos actuais de proteção do miocárdio são inadequados. A HVE aumenta a carga de trabalho do miocárdio e torna os corações hipertróficos mais susceptíveis à lesão isquémica [Ingwall 2009] e prejudica a recuperação pós-operatória. Para desenvolver novas abordagens no sentido de regimes cardioprotectores inovadores, é cada vez mais importante compreender os intervenientes fisiopatológicos e moleculares da isquémia como um fenómeno duplo em que a lesão isquémica é apenas parte da verdade e a lesão de reperfusão subsequente tem o potencial de ultrapassar largamente o insulto isquémico primário [Massberg e Messmer 1998]. A lesão de reperfusão do miocárdio após paragem isquémica cardioplégica é um fator determinante da recuperação funcional dos órgãos no pós-operatório, da morbilidade e da mortalidade em doentes adultos e pediátricos submetidos a cirurgia de coração aberto e tem o potencial de causar uma recuperação prolongada dos órgãos, atordoamento do miocárdio e enfarte agudo do miocárdio.

Os defeitos do miocárdio considerados inoperáveis há vários anos atrás são atualmente reparados cirurgicamente por rotina. Estas conquistas dependeram, em grande parte, do desenvolvimento de meios como a cardioplegia para preservar o tecido miocárdico de lesões irreversíveis durante a imposição deliberada de isquémia global durante o procedimento (Engelman e Levitsky, 1982).

O sucesso do armazenamento a longo prazo de corações de dadores para transplante requer também o desenvolvimento de procedimentos que mantenham o miocárdio viável e capaz de recuperar rapidamente uma elevada proporção da função normal aquando da reimplantação. Tais procedimentos devem minimizar os danos isquémicos durante a preservação e evitar lesões de reperfusão quando a perfusão recomeça. (Lu *et al*; 2014)

O transplante cardíaco tem sido utilizado clinicamente há décadas e é o único tratamento eficaz para algumas doenças cardíacas em fase terminal, incluindo a cardiomiopatia e a insuficiência ventricular esquerda grave.

5.4 A REVISÃO DA LITERATURA

Tem sido dada uma atenção considerável ao desenvolvimento do melhor método para preservar a viabilidade do músculo cardíaco durante a cirurgia cardíaca sem prejuízo da função miocárdica. As sequelas da formação de edema miocárdico e seu impacto na função cardíaca são uma das consequências da lesão miocárdica após circulação extracorpórea (CEC) e cardioplegia (Mehlhorn *et al*; 1995)

O edema do miocárdio reflecte a limitação das capacidades do tecido intersticial e celular para regular o seu volume após isquémia e reperfusão. Uma regulação deficiente do volume celular, um desequilíbrio na homeostase dos fluidos e defeitos estruturais focais na integridade da membrana celular contribuem para o edema intersticial e dos miócitos pós-isquémico (Shaffer *et al;* 1998)

A cardioplegia sanguínea, sendo barata e simples de utilizar, aumentou consideravelmente a proteção do miocárdio durante a isquémia, retardando as alterações destrutivas do miocárdio associadas a uma maior sobrevivência dos doentes [Heady *et al;* 1998]

A solução Bretschneider HTK é amplamente utilizada para a preservação de múltiplos órgãos para transplante, mas também é reconhecida como um agente cardioplégico que permite a administração de uma dose única [Arslan *et al;* 1998]

A monitorização da saturação venosa jugular de oxigénio tem muitas aplicações na cirurgia cardíaca com CEC e na técnica hipotérmica [Souter *et al;* 1998]. A medição da saturação do sangue eferente cerebral fornece uma estimativa global da oxigenação cerebral [De Deyane *et al;* 1998]. A diminuição do insulto secundário ao cérebro tem benefícios potenciais para uma série de pacientes com potenciais lesões cerebrais agudas, como os procedimentos de bypass cardíaco [Diephuis *et al;* 2005].

Existem poucas comparações directas entre a cardioplegia HTK de dose única e a cardioplegia sanguínea repetida em doentes adultos clinicamente relevantes [Braathen *etal;* 2011, Liu *et al;* 2008, Salvador *et al;* 2008]. Ficou provado que a solução de Custodiol HTK é simples de utilizar, administrada numa dose única, e considera-se que confere proteção miocárdica suficiente durante mais de 2 horas de paragem cardíaca.

Num estudo, foram utilizadas duas soluções cardioplégicas para preservação do miocárdio em cirurgia cardíaca pediátrica congénita para comparar os seus resultados clínicos pós-operatórios.

O estudo mostrou que a proteção do miocárdio durante um período prolongado pode ser conseguida com uma única dose elevada de HTK. Este estudo demonstrou que o efeito cardioprotetor proporcionado pelo HTK foi superior à cardioplegia sanguínea fria em cirurgias cardíacas abertas pediátricas. Não houve diferenças na freqüência de fibrilação atrial, tempo de desmame da circulação extracorpórea, suporte inotrópico ou infarto do miocárdio entre os dois grupos. As enzimas cardíacas foram significativamente maiores no grupo B em comparação com o grupo A. As dimensões do ventrículo esquerdo e os estudos ultra-estruturais foram melhores no grupo A em comparação com o grupo B.

O mecanismo do efeito protetor da cardioplegia sanguínea ainda não é claro. Num estudo experimental, sugere-se que o responsável seja um efeito direto na microvasculatura do miocárdio. A perda temporária de capilares do miocárdio e a libertação de troponina I significativamente mais elevada foram registadas com a cardioplegia cristaloide; entretanto, nenhuma modificação da densidade capilar foi associada à cardioplegia sanguínea [Braathen *et al*; 2011].

As proteínas de choque térmico são produzidas pelos cardiomiócitos em resposta a estímulos de stress. Os efeitos protectores destas proteínas contra a lesão celular do miocárdio e a isquémia podem estar envolvidos nos efeitos positivos do pré-condicionamento. A expressão do gene da proteína de choque térmico 70-1 (gene hsp70-1) foi avaliada em biopsias da aurícula direita em 59 doentes pediátricos durante a paragem cardioplégica sanguínea. Durante a cardioplegia sanguínea, observou-se uma regulação positiva da proteína de choque térmico 70-1 correlacionada com o tempo de pinçamento da aorta. Este poderia também ser o mecanismo responsável pelos efeitos protectores da cardioplegia sanguínea [Liu *et al*; 2008].

No entanto, o HTK é uma solução cardioplégica intracelular com uma baixa concentração de sódio para parar o coração através da inibição da fase rápida do potencial de ação, que contém histidina como tampão, cetoglutarato para melhorar a produção de energia ATP durante a reperfusão, triptofano para estabilizar a membrana celular e manitol para diminuir o edema celular. Andrews *et al;* (1991) e Aarsaether *etal;*(2009) observaram que os tampões proteicos, como a histidina, podem ser superiores ao bicarbonato na estabilização do pH intracelular e na recuperação dos parâmetros bioquímicos e mecânicos pós-isquémicos.

Takeuchi *et al;(*1995) e Liu *et al;* (2008) nos seus estudos, mostraram que a administração de uma solução de cardioplegia contendo histidina promove a glicólise anaeróbica e melhora a recuperação de fosfatos de alta energia e a função contrátil no miocárdio hipertrofiado, o que apoia os resultados deste estudo. Devido a estas qualidades e à elevada capacidade tampão, foi demonstrado que uma dose única de HTK é suficiente para a proteção do miocárdio até mais de 2 horas de isquémia [Takeuchi *et al;* 1995, Liu *et al;* 2008]

Este estudo comparou o efeito da HTK com o da cardioplegia de sangue frio na lesão miocárdica. Não houve diferença significativa entre os dois grupos no tempo de pinçamento cruzado e o tempo médio neste estudo foi pouco superior a 30 minutos em ambos os grupos, embora fosse de se esperar um tempo de pinçamento cruzado um pouco menor em favor do HTK em procedimentos mais complexos e de maior duração. A razão para esse achado, embora o HTK seja administrado apenas em dose única, é muito provavelmente que o tempo inicial de HTK

O tempo de administração da cardioplegia sanguínea situa-se entre 6 e 8 minutos e, por conseguinte, é mais longo do que o da cardioplegia sanguínea. Esta constatação está de acordo com a do estudo de Fannelop *et al.* (2009).

A extração de oxigénio cerebral foi significativamente elevada no grupo B em comparação com o grupo A; isto pode ser atribuído à estabilidade hemodinâmica, à menor necessidade de inotrópicos, à facilidade de desmame da CEC e à melhor função miocárdica no grupo A do que no grupo B, que mantêm a PPC e o FSC.

Vários estudos anteriores utilizaram a saturação do bulbo jugular para monitoração intra e pós-operatória de pacientes submetidos à CEC [Liu *et al;* 2008, Takeuchi *etal;* 1995].

Neste estudo, as enzimas cardíacas foram significativamente mais elevadas no grupo B em comparação com o grupo A. As dimensões do ventrículo esquerdo e os estudos ultra-estruturais foram melhores no grupo A em comparação com o grupo B. No entanto, alguns estudos experimentais que compararam uma dose única de HTK frio com cardioplegia sanguínea fria multidose [Fannelop *et al;* 2009) ou solução fria multidose do Hospital St Thomas [Aarsaether *et al;* 2009) relataram que o HTK proporciona uma cardioprotecção menos adequada, o que não está de acordo com os resultados deste estudo. A maioria dos estudos clínicos sobre o efeito cardioprotector da solução de HTK foi realizada em doentes submetidos a cirurgia de revascularização do miocárdio e apenas um número relativamente pequeno de doentes foi incluído [Salvador *et al;* 2008,Vonknobelsdorff *et al;*1997)

Em contraste com os resultados deste estudo, um estudo retrospetivo com um total de 46 pacientes submetidos à substituição da valva mitral com vários procedimentos adicionais (bypass, labirinto, cirurgia da valva tricúspide) relatou, em concordância com este estudo, mais fibrilação ventricular espontânea após a remoção da pinça cruzada em pacientes que receberam HTK. A CK-MB e a troponina T não foram medidas e o tempo de pinçamento cruzado foi 20 minutos maior no grupo HTK. Além disso, a temperatura da solução cardioplégica administrada foi de 15°C no sangue contra 4°C na solução de HTK, dificultando a comparação entre as duas soluções cardioplégicas (Fannelop *et al;* 2009).

Este estudo não encontrou um aumento significativo da fibrilação ventricular espontânea após a retirada da pinça cruzada no grupo de pacientes que receberam HTK. Um aumento da fibrilhação após a remoção da pinça cruzada tem sido associado a distúrbios de condução associados a uma proteção miocárdica intra-operatória inadequada causada por reperfusão heterogénea, stress oxidativo e alteração da concentração de electrólitos através das membranas celulares e baixos níveis de ATP (Sakata *et al;* 1998).

De acordo com um estudo anterior de Breathen *et al;* (2006) que mostrou que o grupo Custodiol tinha melhor preservação da contração do ventrículo esquerdo, função mitocondrial superior e

utilizando amostras de biópsia do miocárdio, marcadores de lesão do miocárdio significativamente mais baixos do que utilizando cardioplegia sanguínea convencional, enzimas como a troponina e a CK-MB foram melhores no grupo do Custodiol.

O método atual de preservação de corações de dadores humanos é a paragem cardioplégica seguida de armazenamento simples na solução cardioplégica a 2-40C (Billingham *et al;* 1980, Mendez-Picon *et al;* 1981, Hardesty *et al;* 1983). Do mesmo modo, a cardioplegia química e a hipotermia (10-200C) é a técnica clínica aceite para proteção contra a lesão do miocárdio durante a cirurgia de coração aberto (Tyers *et al;* 1977, Schaper *et al;* 1986). Este procedimento permite uma proteção miocárdica razoavelmente boa contra a lesão isquémica até quatro horas (Thomas *et al;* 1978, Billingham *et al;* 1980), mas uma preservação subóptima após períodos mais longos, durante os quais a capacidade de recuperação da função miocárdica diminui progressivamente (Kay *et al;* 1978).

A investigação sobre corações que aguardam transplante tem sido efectuada numa variedade de espécies, incluindo o cão (Corpeland *et al;* 1973; Morishita *et al;* 1986), o coelho (Zloug *et al;* 2015), o porco (Wicomb *et al;* 1981), o babuíno (Wicomb *et al;* 1982b), o rato (McGregor *et al;* 1984) e o murino (Cordeiro e Clements 2015). Devido à complexidade dos procedimentos cirúrgicos envolvidos no transplante cardíaco ortotópico experimental e ao custo da monitorização a longo prazo do desempenho hemodinâmico, foram utilizados relativamente poucos corações nestas investigações. Consequentemente, o sistema de coração de trabalho isolado bem definido tem sido utilizado para fornecer informações básicas sobre sistemas de preservação e agentes cardioplégicos. Os corações que se mostraram bem preservados neste modelo in-vitro foram capazes de suportar a circulação do recetor após transplante ortotópico (Wicomb *et al*; 1981), adicionados simultaneamente às soluções de preservação experimentais formuladas (Pausescu et al; 1978, Swanson *et al;* 1988), não é geralmente possível determinar a vantagem conferida por cada um dos componentes individuais.

A composição das soluções cardioplégicas é extremamente importante. Muitos investigadores demonstraram a capacidade de várias substâncias químicas preservarem a ultra-estrutura do miocárdio quando adicionadas à solução cardioplégica. No estudo de Kirsch (1972), os três componentes individuais das soluções cardioplégicas que se revelaram eficazes na proteção do miocárdio contra a isquémia foram o potássio, o magnésio e a procaína (Hearse *et al;* 1975, Jynge *et al;* 1978, alkofide *et al;* 2015). O cloreto de magnésio demonstrou ser positivamente deletério (Hearse *et al;* 1978). A tamponização com bicarbonato e fosfato foi mais eficaz do que com lactato, mas devido a dificuldades práticas na farmácia do Hospital St Thomas, onde a solução foi originalmente preparada, a solução clínica não foi tamponada.

Thompson e Hess (1986) demonstraram que mesmo uma quantidade relativamente pequena de oligoelementos contaminantes, como o Fe++, presente durante a perfusão hipotérmica de corações de babuínos parados, pode fazer a diferença entre uma excelente recuperação funcional e a falência total após um transplante ortotópico. O Fe++ é extremamente tóxico para as células e o grau de toxicidade depende da reação de Haber-Weiss que resulta na produção de aniões superóxido (Thompson e Hess, 1986; Haliwell, 1982). Estes radicais de oxigénio citotóxicos podem ser um dos principais responsáveis pela lesão dos miócitos e do endotélio vascular e resultar numa diminuição do fluxo sanguíneo microvascular coronário. Um estudo recente de Menasche *et al.* (1987) demonstrou que a diminuição da disponibilidade de Fe++

(quelando-o com desferrioxamina) em corações de ratos submetidos a 3 horas de paragem cardioplégica hipotérmica (150C) melhorou a recuperação da função pós-isquémica.

Melrose et al. (1955) introduziram pela primeira vez o conceito de cardioplegia e, desde então, têm sido defendidos diferentes métodos de proteção do miocárdio (Engelman e Levitsky, 1982; Hearse *et al;* 1981). As soluções cardioplégicas clínicas atualmente utilizadas desviaram-se da solução original de elevado teor de potássio para a paragem diastólica do coração. Incluem soluções concebidas por Bretscheneider *et al;* (1975) que contêm procaína, sem cálcio, baixo teor de potássio, sódio, glicose e manitol num tampão de histidina; a de kirsch *et al;* (1972) que é uma solução diferente contendo principalmente procaína, e a solução do Hospital St Thomas (STH) (Hearse *et al;* 1981).

Foreman *et al;* (1983) relataram que uma solução alternativa (CP5) contendo glucose e cálcio reduzido (0,1 mM) era mais eficaz para o armazenamento (3 horas) de corações de coelho a 00C do que a STH. Schaper *et al;* (1986) concluíram, a partir de estudos clínicos em 310 pacientes com substituição da válvula aórtica e enxertos de bypass da artéria coronária, que as soluções STH, Bretscheneider e Hamburg, mas não a solução de kirsch, proporcionam uma proteção miocárdica satisfatória durante 40 - 110 minutos de paragem isquémica. No entanto, nenhuma das soluções cardioplégicas impediu completamente a lesão isquémica.

Anteriormente, pensava-se que o aspartato e o glutamato não eram metabolitos produtores de energia, quer em corações normais quer em corações privados de oxigénio (Opie, 1968). No entanto, ocorrem no músculo cardíaco (Taegtmeyer *et al;* 1977) e, durante a isquémia ou a paragem isquémica normotérmica, as suas concentrações diminuem acentuadamente, juntamente com a diminuição do ATP e do fosfato de creatina (Dennis *et al;* 1983; Pisarenko *et al;* 1987).

Foi demonstrado que os ácidos L-aspártico e L-glutâmico têm efeitos benéficos em corações globalmente isquémicos de coelho (Bittl e Shine, 1983), rato (Pisarenko *et al;* 1983a) e cão (Pisarenko *et al;* 1985) que estão relacionados com uma melhor recuperação da função pós-isquémica. Estudos relacionados indicam também que existe uma relação entre as actividades respiratórias mitocondriais, as concentrações intra-mitocondriais de nucleótidos de adenina e o metabolismo alterado dos aminoácidos no miocárdio hipóxico (Pisarenko *et al;* 1986; Matsuoka *et al;* 1986). As mitocôndrias constituem 36% do volume citoplasmático dos miócitos cardíacos (Page e McCallister, 1973) e são a principal fonte de ATP para os processos celulares. Assim, desempenham um papel importante na manutenção da homeostase iónica (fluxo de cálcio) das células do miocárdio (Borle, 1973)

Rosenkranz *et al.* (1986) demonstraram que o enriquecimento com aspartato da cardioplegia sanguínea com glutamato melhora a recuperação (metabolismo oxidativo e função pós-isquémica) após isquémia grave e danos de reperfusão. O aspartato e o glutamato (13 mM cada) foram adicionados à cardioplegia sanguínea em cirurgias electivas (Choong, comunicação pessoal) e são também componentes de rotina da hiperalimentação intravenosa. No entanto, aparentemente, o L-aspartato não foi utilizado clinicamente no STH e não foi avaliado por outros investigadores para além de Choong et al. (1990) quanto à sua capacidade de melhorar a recuperação metabólica, estrutural ou funcional do coração. A investigação de Choong *et al.* (1999) incidiu sobre o efeito do L-aspartato adicionado ao STH perfundido continuamente a uma taxa baixa durante o período isquémico. Este estudo demonstrou que o aspartato 20 mM prolongava até 20 horas o intervalo de armazenamento seguro de corações de ratos explantados.

Foi demonstrado experimentalmente que agentes farmacológicos como a glucose-insulina, o verapamil, a ouabaína e a metilprednisolona estabilizam as funções celulares durante a isquémia do miocárdio. O verapamil, um bloqueador lento dos canais de cálcio, foi adicionado à solução cardioplégica Collins M e proporcionou alguma proteção adicional aos corações caninos transplantados ortotopicamente após 24 horas de armazenamento a 40°C (Morishita *et al;* 1986). Foi demonstrada uma melhoria da função pós-isquémica em corações de coelho após 12 horas de armazenamento hipotérmico quando a ouabaína, mas não o verapamil, foi adicionada à sua solução de armazenamento semelhante à intracelular. Foi proposto que a ouabaína inibia os processos de utilização de ATP (por exemplo, Na+/k+-ATPase), pelo que as células necessitavam de menos glicogénio para gerar novo ATP durante a reperfusão precoce (Langer Strom *et al;* 1988, Avkiran e Marber 2002).

A metilprednisolona também proporciona alguma proteção contra danos durante a reoxigenação do músculo cardíaco de coelho hipóxico (Nayler e Seabra-Games 1976). As acções dos esteróides são provavelmente múltiplas, incluindo a manutenção da integridade capilar e celular, a estabilização lisossómica, a vasodilatação do miocárdio e um efeito inotrópico (Libby *et al;* 1973).

Opie e Owen (1976) e Chiong *et al;* (1976) sugeriram que a glicose em combinação com insulina e potássio (GIK) pode ser benéfica para o miocárdio isquémico. Assim, a GIK foi incluída em várias infusões utilizadas para proteger o miocárdio durante a paragem cardíaca isquémica (Roe *et al;* 1977), mas o seu papel é controverso (Kappelmen e Hewitt, 1974). O GIK pode diminuir a utilização de glicogénio durante a isquémia, estabilizar o sistema ATPase dependente de energia e manter o gradiente de K+ intracelular e extracelular. No entanto, Hearse *et al.* (1978) relataram efeitos deletérios complexos da inclusão de glicose e insulina no seu modelo de coração isolado de bypass cardiopulmonar e paragem cardíaca isquémica a 280°C. Por conseguinte, é importante ser muito rigoroso na avaliação do potencial efeito protetor dos agentes utilizados para suplementar as soluções cardioplégicas.

Uma solução cardioplégica ideal permite a indução instantânea de paragem mecânica do miocárdio com inibição máxima do metabolismo utilizador de energia e estimulação máxima do metabolismo fornecedor de energia. É constituída pelos seus componentes activos e pelo meio de transporte, que pode ser uma solução tampão ou sangue. A osmolaridade, o pH e a viscosidade ideais do infusato não foram estabelecidos e mesmo a temperatura óptima não foi consensual, embora a gama provável se situe entre os 40C e os 100C (Frank e Tyers, 1982).

Braimbridge, Conkovic e Hearse (1988) sugeriram que o local ideal para arrefecer as infusões cardioplégicas é no frigorífico destinado a manter o sangue a 40C. Este é normalmente controlado por termóstato e um stock de fluido mantido permanentemente no mesmo ou armazenado durante a noite assegura a temperatura correcta. O efeito da hipotermia e da cardioplegia foi demonstrado no coração isolado de rato e no coração de cão in situ, como sendo mutuamente complementares e aditivos no seu efeito protetor do miocárdio (Hearse *et al;* 1980). O miocárdio das aurículas e de ambos os ventrículos é, por conseguinte, mantido a uma temperatura tão baixa quanto possível.

A inclusão de aditivos na mistura cardioplégica, o pré-tratamento sistémico para aumentar a tolerância cardíaca à isquémia e os tratamentos pós-paragem para ajudar na recuperação da isquémia são áreas de interesse crescente (Frank et al., 1982). Teoricamente, a tolerância do coração e a sua recuperação da isquémia e da anóxia podem ser auxiliadas pelo fornecimento de substratos metabólicos e de precursores de compostos de alta energia ou pela administração de agentes que bloqueiam o catabolismo de fosfato de alta energia não essencial. Os substratos metabólicos que foram referidos como aumentando a tolerância do miocárdio à isquémia ou acelerando a recuperação da isquémia incluem a frutose. 1,6 difosfato, o aminoácido

L-glutamato e o trifosfato de adenosina (ATP) (Siska *et al;* 1969, Jones *et al;* 1980, Lazer *et al;* 1980).

Verificou-se também que os agentes oncóticos, osmóticos e mecânicos têm um efeito protetor no coração (Tyers, 1980). Para além da glicose, albumina e manitol, outros aditivos osmóticos que foram submetidos a uma avaliação preliminar para infusões iso-osmolares ou hiperosmolares incluem a fração de gel de sílica, sacarose e dextrano A hemodiluição por si só reduz o tamanho do enfarte após oclusão coronária (Hofman *et al;* 1980) e este pode ser o mecanismo de ação dos aditivos anteriores, especialmente o dextrano.

Os primeiros estudos demonstraram uma melhoria dos níveis de fosfato de alta energia em corações parados com uma solução cardioplégica cristaloide tornada modestamente alcalótica com bicarbonato de sódio (Tyers, 1975). A maioria das soluções cardioplégicas clínicas utilizadas desde essa altura têm sido alcalóticas (Tyers, 1977). Após uma lesão isquémica do miocárdio, a utilização de tris (hidroximetilaminometano) para aumentar o pH de um reperfusado de 7,4 para 7,8 demonstrou aumentar os fluxos sanguíneos subendocárdicos, aumentar o consumo de oxigénio pelo ventrículo esquerdo, melhorar a complacência do ventrículo esquerdo pós-isquémico e melhorar o desempenho do ventrículo esquerdo (Follette *et al;* 1977).

Embora certas formulações (por exemplo, Bretschneider, 1979) e a hipotermia possam proporcionar proteção contra as consequências mais graves da perfusão do miocárdio com uma solução sem cálcio (Jynge *et al;* 1977; Norlan *et al;* 1980), a precaução original expressa em relação às soluções cardioplégicas clínicas sem cálcio foi plenamente justificada (Tyers 1975, 1977).

A essência das múltiplas discussões nas actas da Royal Society em Londres, em junho de 1980, intituladas "Cardioplegia, the first Quarter Century", foi que a necessidade de um baixo nível de cálcio em todos os infusões cardioplégicas estava provada e não merecia mais considerações. Uma excelente revisão foi apresentada por Ruigrok (1980). A perfusão de um coração isolado com um perfusato contendo cálcio é depois reinfundido, verificando-se um influxo avassalador de cálcio nas células do miocárdio com um consumo rápido de fosfatos de alta energia, contratura do miocárdio e danos ultra-estruturais extensos, o "paradoxo do cálcio". Para além dos efeitos atenuantes da hipotermia, acidose e concentração de sódio, as alterações podem aumentar a tolerância a uma solução sem cálcio, mas o risco está sempre presente (Ruigrok, 1980).

Em 1966, Webb et al. relataram a animação suspensa de corações utilizando uma variedade de agentes, incluindo sulfato de magnésio, em que os corações foram presos com uma solução de 200 mM/I e depois mantidos numa solução electrolítica incluindo 40mM/I de magnésio. Kirsch começou a utilizar uma formulação intracelular contendo magnésio para cardioplegia em 1969.

Mundth *et al;* (1970) relataram 100% de sobrevivência em cães após noventa minutos de paragem cardíaca induzida por magnésio 30 mM/I associada a hipotermia a 280C. Os resultados após noventa minutos de paragem a 40C sem magnésio na cardioplegia foram fracos. A concentração normal de magnésio no plasma é de 0,5 a 1,5 mM/I. Depois do potássio, o magnésio é o segundo catião intracelular mais prevalente e está contido nas células tanto na forma iónica como ligada a uma concentração de aproximadamente 17mM/L de água intracelular. Na célula cardíaca, o magnésio desempenha um papel no metabolismo do fosfato de alta energia, na transferência de energia e no desenvolvimento da tensão. Parece que a concentração óptima de magnésio para infusões cardioplégicas é de 15 mM/I, e que concentrações mais elevadas e mais baixas são menos eficazes e/ou prejudiciais (Hearse *et al;* 1978). Os efeitos benéficos da hipotermia são aditivos aos efeitos dos níveis óptimos de magnésio, as células do miocárdio são menos sensíveis aos efeitos do aumento da concentração de potássio (Kraft *et al;* 1980, Duan *et al;* 2015).

As soluções cardioplégicas contendo procaína para estabilização da membrana têm sido populares na Europa, mas os relatórios clínicos contêm demasiadas variáveis para serem interpretáveis (Frank e Tyers, 1982). O cloridrato de procaína tem um efeito protetor no miocárdio isquémico que está relacionado principalmente com a prevenção de arritmias (Nishi *et al;* 1980). As baixas concentrações de procaína proporcionam alguma proteção contra a isquémia, mas não são cardioplégicas, ao passo que as concentrações mais elevadas conduzem a uma paragem mais rápida, mas também atrasam a recuperação da contratilidade do miocárdio. Braimbridge *et al;* (1980) referiu que o efeito protetor máximo da procaína foi alcançado a uma concentração de 0,5 mM/I, e que uma concentração de energia superior era deletéria.

Quando a xilocaína (lidocaína) é infundida a uma taxa suficiente para atingir um nível sérico de 3 a 16 mcg/ml, o tamanho do enfarte do miocárdio que se desenvolve após quarenta minutos de oclusão da artéria coronária é significativamente reduzido (Nasser *et al;* 1980). Assim, este anestésico local pode ajudar a proteger a integridade do miocárdio isquémico (Schaub *et al;* 1977).

Foi relatado que os glucocorticóides reduzem a libertação de enzimas do miocárdio após enfarte agudo do miocárdio (Feola *et al;* 1976). Isto levou ao estudo de uma variedade de agentes não-inflamatórios para determinar o seu efeito protetor no coração parado.

Existem provas de que a dosagem farmacológica de esteróides sistémicos diminui o tamanho do enfarte após a oclusão coronária e aumenta a tolerância do coração quente à isquémia durante o pinçamento da aorta. A inclusão de esteróides no infusato de paragem não foi adequadamente avaliada, mas é provavelmente inofensiva. No coração isolado de rato, pensou-se que a infusão de hidrocortisona no coração isquémico melhorava a contratilidade do miocárdio no período inicial de recuperação. Foram também estudados vários agentes anti-inflamatórios não esteróides para determinar o seu potencial de proteção do miocárdio isquémico. O flurbiprofeno mostrou-se prometedor (Jugdut *et al;* 1980).

Outro agente inclui o fluoreto e o adrenocromo, que são inibidores do metabolismo e demonstraram aumentar a tolerância do miocárdio à isquémia normotérmica Webb *et al;* (1966).

Curvas preliminares de dose-resposta, posteriormente confirmadas por estudos mais detalhados, mostraram que as concentrações protectoras ideais de cada ião eram 20 mmol de cloreto de potássio, 16 mmol de cloreto de magnésio e cálcio. Assim, uma ampola de 20 ml contendo 16 mmol de KCL, 16 mmol de mgcl2 e 1 mmol de procaína em 20 ml de água destilada é adicionada a 1 litro de solução de Ringer que já contém 4 mmol de potássio, 147 mmol de sódio e 2,25 mmol de cálcio. Trata-se, portanto, basicamente de uma solução extracelular com potássio ligeiramente aumentado, destinada a parar imediatamente o coração, com magnésio e procaína em quantidades adequadas para aumentar as suas propriedades protectoras e uma concentração de cálcio destinada a evitar o paradoxo do cálcio. A solução cardioplégica n.º 2 do St. Thomas Hospital (Plegisol), contendo cloreto de potássio e cloreto de magnésio, é atualmente muito utilizada clinicamente (Hearse *et al;* 1981).

Assim, foi desenvolvida uma variedade de estratégias, e em graus variáveis validadas experimentalmente, para minimizar os danos no miocárdio durante os períodos de isquémia cirúrgica.

CONCLUSÃO

A solução cardioplégica é utilizada na manutenção ou preservação de corações que aguardam transplante. Isto é feito para impedir o batimento do coração, de modo a conservar a energia e evitar danos isquémicos durante a reintrodução de oxigénio durante a reperfusão. Por conseguinte, os quatro principais objectivos da cardioplegia hipotérmica são a quiescência eletromecânica imediata e sustentada, o arrefecimento homogéneo rápido e sustentado do miocárdio, a manutenção dos aditivos terapêuticos em concentrações eficazes e a eliminação periódica dos inibidores metabólicos.

5.5 REFERÊNCIAS

Avkiran M, and Marber M.S. (2002) Na(+)/H(+)exchange inhibitors for cardioprotective therapy: progress, problems and prospects *J. Am Coll Cardiol 39* (5): 747 - 753.

Alkfide H, Huggings GS,Selker HP(2015) Reacções da proteína C-reactiva à infusão de glucose-insulina potássica e relações com o tamanho do enfarte em doentes com síndromes coronárias agudas. (Randomized Controlled Trial) *BMC Cardiovasc Disord 15*: 163.

Andrews PJ, Dearden NM, Miller JD.(1991) Jugular bulb cannulation: description of a cannulation technique and validation of a new continuous monitor. *Br JAnaesth 67*:553558.

Arslan A, Sezgin A, Gultekin B, *et al,*(2005) Solução de baixa dose de histidina-triptofano-cetoglutarato para proteção do miocárdio. *Transplant Proc 37*:3219-3222.

Aarsæther, E, TA Stenberg, O Jakobsen, R Busund.(2009) Mechanoenergetic function and troponin T release following cardioplegic arrest induced by St Thomas' and histidine - tryptophan-ketoglutarate cardioplegia - an experimental comparative study in pigs.*Interact Cardiovasc Thorac Surg 9*:635-639.

Berne R, Levy M. Physiology.3rd Edition.Mosby St. Louis 1993.

Billingham ME, Baumgartner WA, Warson DC, Reitz BA, Masek MA, Raney AA, Dyer PE, Stinson EB, Shunway NE.(1980) Aquisição de coração à distância para transplante humano: Estudos ultra-estruturais. *Circulation* **62** (Suppl 1): 11 - 19.

Bittl JA, Shine K.l(1983).Proteção do miocárdio isquémico de rabit por ácido glutâmico.*Am J Physiol* **245**: H406 - 412

Borle AB.(1973)Calcium metabolism at the cellular level.*Fedn Proc Fedn SocsExp Biol* **32**: 1944 - 50

Braimbridge MV,(1980) Cardioplegia.*J. Thorac Cardiovasc Surg* **80**: 655

Braimbridge MV, Hearse DJ Ledingham SJM(1988).Melhoria da proteção do miocárdio através da oxigenação das soluções cardioplégicas do St. *Journal of Thoracic Cardiovascular Surgery* **95**: 103 - 111

Bretschneider HJ, Huber G, Knoll D, Lohr B, Nordbeck H, Spieckerman PG(1975) Myocardial resistance and tolerance to ischaemia: physiological and biochemical basis. *Journal of Thoracic Cardiovascular surgery (Torino)* **16**: 241 - 260

Breathen B, Vengen OA, Tonnessen T, *et al;*(2006)O arrefecimento do miocárdio com gelo não tem efeitos cardioprotectores na substituição da válvula aórtica. *ScandCardiovasc J* **40**:368-373

Braathen B, Jeppsson A, Schersten H, Hagen OM, Vengen O, Rexius H, *et al;*(2011) Uma dose única de solução de histidina-triptofano-cetoglutarato proporciona uma proteção miocárdica tão boa na cirurgia electiva da válvula mitral como a cardioplegia sanguínea fria repetitiva: um estudo prospetivo e aleatório. *J Thorac CardiovascSurg* **141**:995 1001.

Chambers D.J e Fallouh H.B, "Cardioplegia and cardiac surgery: pharmacological arrest and cardioprotection during global ischemia and reperfusion," Pharmacology & Therapeutics, vol. 127, no. 1, pp. 41-52, 2010.

Choong YS, Gavin JB.(1990)L-aspartato melhora a recuperação funcional de corações explantados armazenados em solução cardioplégica do St. Thomas Hospital a 40C.*Journal of Thoracic Cardiovascular Surgey* **99**: 510 - 17.

"Cardioplegia Delivery System "alojado no sítio Web da Universidade de Washington, St. Louis

Copeland JG. Jones M, Sprag R, Stinson EB.(1973)Preservação in vitro de corações caninos durante 24 a 28 horas após transplante ortotópico bem sucedido.*Ann Surgery* **178**: 687 - 692.

Cordeiro B, Clements R,(2015) Modelo de Coração Isolado Murino de Atordoamento Miocárdico Associado à Paragem Cardioplégica. *J Vis Exp* **(102):** e52433.

"Cardioplegia cristaloide a frio" Hans J. Geissler* e Uwe Mehlhorn, Departamento de Cirurgia Cardiotorácica, Universidade de Colónia

Chiong MA West R, Parker JO.(1976)O efeito protetor da glucose-insulina-potássio na resposta da estimulação auricular. *Circulação* **54**: 37 - 46

Cohan LH, Lamberti JJ Jr.Florian A.(1975)Efeitos da hemodiluição na isquémia aguda do miocárdio. *J. Surg* **Res18**: 523

Dennis SC, Shattock MJ, Hearse DJ, Ball MR, Sochor M, McLean P. (1983) Different metabolic responses to ischaemia: inherent variability or artifact? *Cardiovasc Res* **17**: 489-498

Duan L, Zhang CF, Hu GH.(2015) Does magnesium-supplemented cardioplegia reduce cardiac injury?A meta-analysis of randomized controlled trials. *J Card Surg* **30**(4): 338 - 45.

De Deyane C, Vann Aken J, Decruyendere J, Struys M, Colardyn F. (1998) Oximetria do bolbo jugular: revisão da técnica de monitorização cerebral.*Ata Anaesthiol Belg* **49**:21-31.

Diephuis JC, Moons KG, Nierich AN, Bruens M, van Dijk D, Kalkman CJ (2005). Saturação do bulbo jugular durante cirurgia arterial coronariana: uma comparação entre procedimentos com e sem circulação extracorpórea. *Br J Anaesth* **94**:715-720.

Engelman RM, Levisky S (eds).A textbook of clinical cardioplegia 1982;

Mount Kisco, NY, Futura Pub Co. EUA.

Feola M, Rovetto M, Soriano R.(1976) Glucocorticoid Protection of the myocardial cell membrane and the reduction of edema in experimental acute myocardial ischaemia. *J Thorac Cardiovasc Surg* **72**: 631.

Foreman J, Pegg DE,Armitage WJ.(1983)Soluções para a preservação do coração a O0c.*Thorac Cardiovasc Surg* **89**: 867 - 871.

Folleta D, Fey K, Livesay J.(1977) Studies on myocardial reperfusion injury I. Favourable modification by adjusting reperfusate pH. *Surgery* **82**: 149.

Frank GO, Tyres. Cardioplegic additive: a critical review. A textbook of clinical cardioplegia (eds. Engelman, Levisky) Futura Publishing Co 1982: pp 139 - 150.MT Kisco NY.

Fannelop T, Dahle GO, Salminen PR, *et al;*(2009)Multidose de sangue oxigenado frio é superior a uma dose única de cardioplegia Bretschneider HTK no porco. *Ann Thorac* **Surg87**:1205-1213.

Ghanta K, Shekar P.S, S. McGurk, Rosborough D.M, and Aranki .S.F,(2011) "Long-term survival and quality of life justify cardiac surgery in the very elderly patient," *The Annals of Thoracic Surgery,***vol. 92,** no. 3, pp. 851-857.

Gravlcc G, Davis R, Utlcy J. Cardiopulonary Bypass Principles and Practice.Williams & Williams Baltimore 1993.

Hassan, A. Newman, D. T. Ko *et al;*(2010) "Increasing rates of angioplasty versus bypass surgery in Canada, 1994-2005," *American Heart Journal,* **vol. 160,** no. 5, pp. 958-965,

http://www.cvphysiology.com/Arrhythmias/A007.htm

Hendry PJ, Masters RG, Haspect A.(1988) Is there a place for cold blood cardioplegia in the 1990s? *Ann Thorac Surg* **58**:16901694.

Hearse DJ, Shattock MJ, Manning AS, Braimbridge MV.(1980)Proteção do miocárdio durante a paragem isquémica: Possível toxicidade da carnitina em soluções cardioplégicas. *Thoracic Cardiovasc Surg* **28**: 253 - 258

Hofman M. Schaper W,(1980) Manipulação do tamanho do enfarte por alteração do hematócrito. *Am J Cardiol* **45**: 484.

Halliwell B. (1982) Formação de radicais hidroxilo dependente de superóxido na presença de sais de ferro como fonte viável de radicais hidroxilo in vivo. *Biochem J.* **205**: 461 - 70.

Hardesty RL, Griffith BP,Deeb GM, Bahnson HT, Starzl TE.(1983)Melhoria da função cardíaca utilizando cardioplegia durante a colheita e o transplante. *Transplant Prc* **15**: 1253 - 55

Hearse DJ.Humphrey SM, Bulock GR. Re-oxigenação, reperfusão e o paradoxo do cálcio. Estudos de danos celulares e libertação de enzimas. In: Enzymes in Cardiology Diagnosis and research.Hearse DJ, Levis J, edgs. Chichester: John Wiley and sons Ltd, 1978.

Hearse DJ. Humphrey S, Nayler W, Slade A, Bordu O.(1975) Ultrastructural damage associated with reoxygenation of anoxic myocardium.*J Mol Cell Cardiol* **7**: 315 - 324.

Hearse DJ, Braimbridge MV, Jynge P,(eds): Protection of ischaemic myocardium.Cardioplegia 1981; NY, Raven Press.

Hensley F, Martin D. Uma Abordagem Prática à Anestesia Cardíaca. Anestesia Cardíaca.2ª Edição.Little, Brown and Company. 1995

Ingwall S,(2009) "Energy metabolism in heart failure and remodelling," *Cardiovascular Research,***vol. 81**, no. 3, pp. 412419.

Jones JW, Gionis TA, Markov A.(1980) Enhancement of potassium cardioplegic preferration by fructose 1, 6diphosphate.*Circulation* **62**: 111 - 240

Jugdut BI, Hutchins GM, Bulkley BH, Becker LC.(1980) Salvage of ischaemic myocardium by ibuprofen during infarction in the conscious dog. *Am J Cardiol* **46**: 74 - 82.

Jugdutt BI, Hutchins GM, Bulkley BH, Pitt B, Becker LC.(1980)Effect of idomethacin on collateral blood flow and infarct size in the conscious dog.*Circulation* **59**: 734 - 743.

Jynge P. Hearse DJ, Braimbridge MV.(1977) Proteção do miocárdio durante a paragem cardíaca isquémica. *J Thorac Cardiovasc Surg* **73**: 848

Jynge P. Hearse DJ, Braimbridge MV. (1978) Proteção do miocárdio isquémico: relação volume-duração e eficácia dos infusões miocárdicas. *J Thorac Cardiovasc Surg* **76**: 698 - 705

Kappelmen MD,Hewit RL.(1974)Proteção do coração isquémico com substrato energético e potássio durante a CEC.*Surg Forum* **25**: 153 - 55.

KatzAM.(1968)Effectof interrupted coronaryflow upon myocardial metabolism and contractility.*Prog Cardiovasc Dis* **10**: 450 - 465.

Kay HR, Levine FH, Fallon JT, Grott GJ, Butchart EG, Raos S, McEnamy MT, Austen KIG Buckley MJ.(1978) Effect of cross clamp-time, temperature and cardioplegic agents on myocardial function after induced arrest. *J ThoracCardiovasc Surg* **76**: 690 - 603.

kirsch V,Rodewald G, Kalmar P.(1972) paragem isquémica induzida. Experiências clínicas com cardioplegia em cirurgia cardíaca aberta.*J Thorac Cardiovasc Surq* **63**: 121 - 30.

Kraft LF,Katholi RE, Woods WT.(1980)Atenuação pelo magnésio dos efeitos electrofisiológicos da hipercalemia em células cardíacas humanas e caninas. *Am J Cardiol* **45** - 1189.

Kaplan J Cardiac Anesthesia. 3ª Edição. W.B Saunders Company.

1993

Lawton JS 50th Anniversary Landmark Commentary on Gay W.A(2015) Potassium-induced cardioplegia. *Ann Thorac Surg* **99**(4): 1120 - 1

Langerstrom CF, McElroy DD, Taegtmeyer H, Walker

WE.(1988)Melhoria da recuperação da função cardíaca após armazenamento isquémico hipotérmico com Ouabaína. *J Thorac Cardiovasc Surg* **96***: 782 - 788.*

Lazar H.L, Buckberg G.D,Manganaro A.M, Becker H.(1980) Reposição de energia no miocárdio e reversão dos danos isquémicos através do aumento do substrato da cardioplegia sanguínea secundária com aminoácidos durante a reperfusão.   *reperfusão.J ThoracCardiovasc Surg* **80***: 350 -359.*

Lambotte L, Wojcik S.(1978) Medição do edema celular em anóxia e sua prevenção por soluções hiperosmolares.Surg **83***: 94.*

Liu J, Feng Z, Zhao J, Li B, Long C.(2008) A proteção miocárdica da solução cardioplégica HTK no período isquémico a longo prazo em cirurgia cardíaca pediátrica. ASAIO J **54***:470473.*

Lu MJ, Chen Y.S, Huang HS e Ma MC. (2014) O pré-condicionamento hipóxico protege os corações de ratos contra a lesão de reperfusão por isquémia através da via do araquidonato 12 - lipoxigenases/transient recetor potential vanilloid 1. Basic researchcardiolog **109***(4): 414.*

Libby P, Maroko PR Bloor C.(1973)Reduction ofexperimental myocardial infarct size by corticosteroid administration. J Clin Invest **52***: 599 - 607.*

Matsuoka S, Jarmakani JM, Young HH, Uemura S, Nakanishi T.(1986).The effect of glutamate on hypoxic newborn rabbit heart J Mol Cell Cardiol **18***: 897 - 906.*

McGregor CGA, McCallum KH, Hanna J, Smith AF,(1984) Long term effects of cold cardioplegic myocardial protection in the rat. *J Thorac Cardiovasc Surg* **87**: 913 -19.

Melrose DG,Dreyer B, Bentall HN, Baker JB(1955).Paragem cardíaca electiva.Comunicação preliminar.*Lancet* **2**: 21 -22.

Menasche P Grouset C, Gaudel Y, Mouas C, Piwnica A.(1987) Prevention of hydroxyl radical formation: a critical concept for improving cardioplegia.Protective effects of desferrioxamine. *Circulation* (supple v): **V180** - 185.

Mendez-PiconGJ, Goldman MH, Wolfgang TC.(1981) Aquisição e transporte a longa distância de corações humanos para transplante. *Heart transplantation* **1**: 63 - 66

Morishita Y, Saigenji H, Shimokawa S, Ohzana H, Taira A, Goto M. (1986) Transplantação ortotópica do coração canino após 24 horas de armazenamento através da utilização de uma solução cardioplégica do tipo intracelular e verapamil. *Transplant* **procXVIII** (I): 243 - 46.

Mundth ED, Sokol DM, Levine FH,(1970)Evaluation of methods for myocardial protection during extended periods of aortic cross clamping and hypoxic cardiac arrest. *Bull Soc Int Criv* **29**: 227.

Massberg e Messmer K,(1998) "The nature of ischemia/reperfusion injury," *Transplantation Proceedings,***vol. 30,** no. 8, pp. 4217-4223,

Mehlhorn U, Davis KL, Burke EJ, *et al;*(1995) Impact of cardiopulmonary bypass and cardioplegic arrest on myocardial lymphatic function. *Am J Physiol* **268**:178-183.

Nicolini, A. Agostinelli, A. Vezzani *et al;*(2014) "The evolution of cardiovascular surgery in elderly patient: a review of current options and outcomes," *BioMedResearch International*, vol. 2014Article ID 736298, 10 pages,

Nayler WG Seabra-Gomes.(1976)Efeitos do succinato sódico de metil-prednisolona no músculo cardíaco hipóxico.*Cardiovasc Res* **10**: 349-358.

Nasser FN, walls JT, Edwards WD.(1980) Lidocaine-induced reduction in size of experimental myocardial infarction. *Am J cardiol* **46**: 967.

Nishi T, Guimette JE, Wakabayashi A. (1980) Avaliação experimental de técnicas de preservação do miocárdio: Um agente estabilizador de membrana. *Thorac Surg* 30: 349.

Nolan WT,Robertson MA, Stragye BW.(1980)A relação entre a concentração de cálcio e a recuperação funcional da paragem isquémica pós-hipotérmica. *Prog Assn Acad Surg* 14: 96.

Opie LH, Owen P.(1976)The effect of glucose-insulin-potassium infusions on arteriovenous differences of glucose and of free fatty acids on tissue metabolic changes in dogs with developing myocardial infarction. *Am J Cardiol* **38**: 310 - 21.

Opie LH(1968) Metabolism of the heart in health and disease.*Am Heart J* **76**: 685 - 98.

Page E, McCallister LP. (1973) Descrição quantitativa por microscopia eletrónica das células do músculo cardíaco. Aplicação a corações normais, hipertrofiados e estimulados por tiroxina Am J Cardiol **31***: 172 - 81*

Pausescu E, Mendler N, Grebhardt K, Sebeming F.(1978) Desempenho excecional na preservação do coração com um fluido de perfusão contendo aminoácidos.World J Surg **2***: 109 - 21.*

Pisarenko OI,Novikoya EB, Serebyrnkova LI, Tskitishvili OV, Ivanov VE, Studneva IM.(1985) Function and metabolism of dog heart in ischaemia and in subsequent reperfusion: effect of exogenous glutamic acid.Pfluger Arch **405***: 377 - 83.*

Pisarenko OI,Studneva IM, Solomatina ES, Kapelko VI.(1986)Adenine nucleotide glutamate and respiratory function of heart mitochondria during acute hypoxia Biochem Int **13***: 51 - 8.*

Pisarenko OI, Studneva IM, Kapelko VI.(1987)Metabolismo dos intermediários do ciclo do ácido tricarboxílico e aminoácidos relacionados no coração de cobaia isquémico. Biomed Biochem Ata **46***(8/9): S568 - 71.*

Pisarenko OI,Solomatina ES, Studneva IM, Ivanov VE, Kapelko VI, Smirnov VH.(1983a)Efeito dos ácidos glutâmico e aspártico nos nucleótidos de adenina, compostos azotados na função contrátil durante a subperfusão do coração isolado. J Mol Cell Cardiol 15: 53 - 60.

Rosenkranz ER,Okamuto F, Buckberg GD, Robertson JM, Vinten-Johansen J, Bugyi HT. (1986) Safety of prolonged aortic clamping with blood cardioplegia III.Aspartate enrichment of glutamate-blood cardioplegia in energy-depleted hearts after ischaemic and reperfusion injury.*J Thorac Cardiovasc Surg* **91**: 428 - 435.

Roe BB,Hutchinson JC, Fishman NH, Ullyot DJ, Smith DI.(1977)Proteção do miocárdio com cardioplegia fria, isquémica e induzida por potássio. J Thorac *Cardiovasc Surg* **73**: 366 - 374

RuigrokTJC.The calcium paradox in cardioplegia.The first quarter century. Proceedings Royal Society, Londres 1980 p. 102

Ruigrok TJC, Boink AB, Slade A, Zimmerman ANE, Meijler FL, Nayler WG.(1980) O efeito do varapamil no paradoxo do cálcio.*Am J Pathol* **98**: 769 - 82

Shaffer RF, Baumgarten CM, DamiaNo RJ Jr.(1998) Prevenção do edema celular causado diretamente pela cardioplegia hipotérmica: estudos em miócitos atriais isolados de humanos e coelhos. *J Thorac Cardiovasc Surg* ;**115**:1189-1195.

Souter MJ, Andrew1Takeuchi, K, P Buenaventura, H Cao-Danh, *et al;*(1995)Proteção melhorada do ventrículo esquerdo hipertrofiado por cardioplegia contendo histidina. *Circulation* **92**:395-399.

S PJ, Alston RP.(1998) Dessaturação venosa jugular após cirurgia cardíaca. Br *J Anaesth* **81**:239-241.

Sakata J, Morishita K, Ito T, *et al;*(1998) Comparação dos resultados clínicos entre a solução de histidina-triptofano-cetoglutarato e a solução cardiopálgica de sangue frio na substituição da válvula mitral. *J Card Surg* **13**:43-47.

Schaub RE,Lemole GM, Pinder GC.(1977)Efeitos da lidocaína e da epinefrina na preservação do miocárdio após bypass cardiopulmonar no cão. *J ThoracCardiovasc Surg* **74**: 571

Schapper J, Scheld HH, Smidt U, Hehrlein F.(1986) Estudo ultra-estrutural comparando a eficácia de cinco métodos diferentes de proteção intra-operatória do miocárdio no coração humano.*J Thorac Cardiovasc Surg* **92**: 45 - 55.

Siska K, Fedelosova M, Stadelmann G.(1969) Proteção do miocárdio durante a assistolia isquémica com administração intracoronária de ATP. *J CardiovascSurg* **10**: 274.

Swanson DK, Pasaoglu I,Bekcoff HA, Southard JA, Hegge JO.(1988)Melhoria da preservação do coração com a solução de preservação UW. *J Heart Transplant* **7**(6): 456 - 66.

Salvador L, Mirone S, Bianchini R, Regesta T, Patelli F, Minniti G, *et al;*(2008)Uma experiência de 20 anos de reparação da válvula mitral com cordas artificiais em 608 pacientes. *JThorac Cardiovasc Surg* **135**:1280-1287.

Taegtmeyel H, Fergusion AG, Lesch M.(1977) Protein degradation and amino acid metabolism in autolysing rabbit myocardium.*Exp Mol pathol* **26**: 52 - 62.

Trubiano P, Heyer EJ, Adams DC, McMahon DJ, Christiansen I, Rose EA, Delphin E.(1996)Jugular venous bulb oxyhemoglobin saturation during cardiac surgery: accuracy and reliability using a continuous monitor. *Anesth Analg* **82**:964-968.

Thomas FT, Szenpetery SS, Mammana REM, Wolfgang TC, Lower RR.(1978) Transporte de longa distância de corações humanos para transplante.*Ann Thorac Surg* **26**: 344 - 50.

Thompson JA, Hess ML.(1986) O sistema de radicais livres de oxigénio; um mecanismo fundamental na produção de necrose do miocárdio. *Prog cardiovascular Dis* **28**: 123 - 39.

Toledo-Pereyra LH, Sharp HL, Condie RM.(1977) Preservation of canine hearts after warm ischaemia (0 - 30 minutes) and 1 - 2 days of hypothermic storage. *JThorac Cardiovasc Surg* **74**: 594.

Tyers GFO.(1980)Preservação do miocárdio.*J Thorac Cardiovasc Surg* **79**: 795

Tyers GFO, Manley NJ, Williamjs EN, Shaffer CN, Wiliam DR, Kurusz N.(1977) Preliminary clinical experience with isotomic hypothermic potassium-induced arrest.*J Thorac Cardiovasc Surg* **74**: 674 - 81.

Tyers GFO, Morgan HE. (1975) Técnicas de perfusão de corações isolados para o rastreio rápido de métodos de preservação do miocárdio. *Ann Thorac Surg* **20**: 56

Takeuchi, K, P Buenaventura, H Cao-Danh, *et al;*(1995)Proteção melhorada do ventrículo esquerdo hipertrofiado por cardioplegia contendo histidina. *Circulation* **92**:395-399.

Von Knobelsdorff G, Hanel F, Werner C, Schulte am Esch J. (1997) Saturação de oxigénio no bolbo jugular e velocidade do fluxo sanguíneo cerebral médio durante o bypass cardiopulmonar. *J Neurosurg Anesthesiol* **9**:128-133.

Webb WR, Dodds RP, Unal MO.(1966) Animação suspensa do coração com inibidores metabólicos. *Ann Surg* **164**:343.

Wicomb WN, Cooper DKC, Boyd ST, Rose AG, Barnard CN.(1981) Ex-vivo functional evaluation of pig heart subjected to 24 hours preservation by hypothermic perfusions.*S Afr Med J* **60**: 245 - 250.

Wicomb WN, Cooper DKC, Hassoulas J, Ross AG, Barnard CN.(1982b) Orthotopictransplantation of baboon hearts after 24 hours preservation by continuous hypothermic perfusion with an oxygenated hyperosmolar solution.*JThorac Cardiovasc Surgery* **83**: 133 - 140.

Zhang Z, Xiao ZZ, Zheng SY (2015) (A preservação com monóxido de carbono a alta pressão protege melhor a função cardíaca de coelho ex vivo do que a preservação convencional com solução cardioplégica. *Nan*

Fang Yi Ke Da Xue Xue Bao **35** (7): 1008 - 13.

CAPÍTULO 6

6.1 A IMPORTÂNCIA DOS RADICAIS LIVRES DE OXIGÉNIO NO DESENVOLVIMENTO DE LESÕES CARDÍACAS DE ISQUÉMIA E REPERFUSÃO

6.2 RESUMO

A lesão de reperfusão (reoxigenação) é o dano tecidular causado quando o fornecimento de sangue regressa ao tecido após um período de isquemia ou falta de oxigénio (anoxia, hipoxia). A ausência de oxigénio e de nutrientes do sangue durante o período de isquemia cria uma situação em que o restabelecimento da circulação resulta em inflamação e danos oxidativos através da indução de stress oxidativo, em vez de restabelecer a função normal.

Foi demonstrado que os radicais livres de oxigénio produzidos pela reintrodução de oxigénio durante a reperfusão em corações previamente isquémicos têm um efeito deletério na ultra-estrutura do miocárdio. Existem muitas formas de lesões reversíveis e irreversíveis causadas pelos radicais livres de oxigénio nas células do miocárdio. Este facto foi demonstrado por alguns estudos experimentais realizados por muitos investigadores. Hearse *et al.* (1975), no seu estudo, demonstraram que os danos ultra-estruturais criados pela reoxigenação consistiam inicialmente na perda de parte da membrana basal e na rutura física da membrana plasmática, mas os danos propagavam-se rapidamente por toda a célula, causando a desorganização das miofibrilhas e anomalias mitocondriais. Isto implica que a reintrodução do oxigénio molecular resulta num processo rápido e destrutivo, capaz de danificar tanto as estruturas da membrana fosfolipídica como as grandes proteínas, incluindo as miofibrilhas. Outros estudos que demonstram o papel dos radicais livres de oxigénio na lesão isquémica durante a reperfusão são apresentados mais adiante nesta revisão.

Palavras chave: Reperfusão, Ultra-estrutura, Miocárdio, Isquémia,

Lesão e Miócitos.

6.3 INTRODUÇÃO

A reperfusão de tecidos isquémicos está frequentemente associada a lesões microvasculares, particularmente devido ao aumento da permeabilidade dos capilares e das arteríolas, que leva a um aumento da difusão e da filtração de fluidos através dos tecidos. As células endoteliais activadas produzem mais espécies reactivas de oxigénio mas menos óxido nítrico após a reperfusão, e o desequilíbrio resulta numa resposta inflamatória subsequente (Cardin *et al*; 2000). A resposta inflamatória é parcialmente responsável pelos danos da lesão de reperfusão. Os glóbulos brancos, transportados para a área pelo sangue recém-retornado, libertam uma série de factores inflamatórios, como as interleucinas, bem como radicais livres, em resposta ao dano tecidular. (Clark e Wayne 2005). O fluxo sanguíneo restaurado reintroduz oxigénio no interior das células que danifica as proteínas celulares, o ADN e a membrana plasmática. Os danos na membrana da célula podem, por sua vez, causar a libertação de mais radicais livres. Os glóbulos brancos podem também ligar-se ao endotélio dos pequenos capilares, obstruindo-os e conduzindo a mais isquémia. (Clark e Wayne 2005). Outra hipótese seria o facto de, normalmente, os tecidos conterem captadores de radicais livres para evitar danos causados por espécies oxidantes normalmente contidas no sangue. O tecido isquémico teria uma função diminuída destes sequestradores devido à lesão celular. Quando o fluxo sanguíneo é restabelecido, as espécies de oxigénio contidas no sangue danificam o tecido isquémico porque a função dos sequestradores está diminuída.

Os fenómenos observados quando o miocárdio lesionado por isquémia é reperfundido com sangue arterial forneceram informações significativas sobre as condições que existiam nos miócitos danificados enquanto estavam isquémicos. Os catabolitos acumulados fornecem uma mistura de substratos invulgar sobre a qual o metabolismo aeróbico pode funcionar. Além disso, a carga osmótica permite um inchaço quase explosivo quando a água abundante do plasma entra em contacto com as células gravemente feridas.

A reperfusão de miócitos irreversivelmente lesados produz, assim, respostas previsíveis e reproduzíveis (Jenings *et al;* 1985), que culminam em necrose da banda de contração (Ganote *et al;* 1983). Os miócitos lesionados de forma reversível podem ser recuperados por reperfusão, mas exibem uma variedade de defeitos metabólicos, estruturais e funcionais persistentes (Heyndrickz *et al;* 1975). De facto, a única prova inequívoca de que a lesão isquémica causou a morte celular durante a oclusão temporária da artéria coronária é a incapacidade de sobrevivência dos miócitos danificados pela isquémia quando a causa da lesão é removida pela restauração do fluxo arterial para o tecido.

Esta revisão irá agora comparar e contrastar o paradoxo do oxigénio e o paradoxo do cálcio em relação à hipótese de que os intermediários reactivos do oxigénio podem estar a desempenhar um papel significativo no início da cascata fisiopatológica comum a ambos os paradoxos. Esta hipótese baseia-se num grande número de trabalhos realizados nos últimos anos sobre o metabolismo do oxigénio molecular nos sistemas biológicos. Estes estudos demonstraram que o metabolismo do oxigénio molecular resulta na formação de intermediários de oxigénio reduzido (radicais livres de oxigenio), que se verificou serem os mediadores da destruição dos tecidos em numerosos outros sistemas biológicos.

6.4 A REVISÃO DA LITERATURA

Radicais livres de oxigénio na lesão de reperfusão

O stress oxidativo é uma condição em que os metabolitos oxidantes exercem o seu efeito tóxico devido a um aumento da produção ou a uma alteração do mecanismo de proteção celular. O coração necessita avidamente de oxigénio e, embora disponha de poderosos mecanismos de defesa, é suscetível ao stress oxidativo, que ocorre, por exemplo, durante a reperfusão pós-isquémica. A isquémia provoca alterações nos mecanismos de defesa contra os radicais livres de oxigénio, principalmente uma redução da atividade da superóxido dismutase mitocondrial e uma depauperação do conteúdo tecidular de glutatião reduzido. Ao mesmo tempo, a produção de radicais livres de oxigénio aumenta nas mitocôndrias e nos leucócitos e a produção de metabolitos tóxicos de oxigénio é exacerbada pela readmissão de oxigénio durante a reperfusão. O stress oxidativo, por sua vez, provoca a oxidação dos grupos tiol e a peroxidação lipídica, conduzindo primeiro a danos reversíveis e, por fim, à necrose. (Ferrari *et al;* 2004). No homem, há provas de stress oxidativo (determinado pela libertação de glutatião oxidado no seio coronário) durante a reperfusão cirúrgica de todo o coração ou após trombólise, e está relacionado com disfunção transitória do ventrículo esquerdo ou atordoamento. Os dados sobre o stress oxidativo no coração em falência são escassos. Não é claro se os mecanismos de defesa do miócito estão alterados ou se a produção de radicais livres de oxigénio está aumentada, ou ambos. Estudos demonstraram uma ligação estreita entre o stress oxidativo e a apoptose. Relevante para a insuficiência cardíaca é a constatação de que o fator de necrose tumoral, que se encontra aumentado em doentes com insuficiência cardíaca, induz um rápido aumento dos intermediários de oxigénio reactivos intracelulares e apoptose. Esta série de eventos não se limita aos miócitos, mas ocorre também ao nível do endotélio, onde o fator de necrose tumoral provoca a expressão da óxido nítrico sintase induzível, a produção do radical reativo óxido nítrico, o stress oxidativo e a apoptose. É, portanto, possível que a resposta imunológica à insuficiência cardíaca resulte em disfunção endotelial e dos miócitos através da apoptose mediada pelo stress oxidativo. (Ferrari *et al;* 2004)

Em 1973, Hearse, Humphrey e Chain caracterizaram o fenómeno dos danos causados pela reoxigenação no miocárdio. Utilizando corações de ratos isolados, perfundidos e sem substrato a 370C e pH 7,4, demonstraram que a reoxigenação do coração hipóxico resultava em danos significativos em vez de melhorias - o paradoxo do oxigénio. Utilizando a libertação de enzimas citosólicas e mitocondriais como marcador de danos no miocárdio, demonstraram que, com hipoxia primária, havia uma pequena libertação inicial de 50 mlU/ml de creatina fosfoquinase (CPK) durante os primeiros 30 minutos de perfusão hipóxica. A libertação significativa da enzima começou a ocorrer após 1,8 horas de perfusão hipóxica e atingiu o seu pico às 3,5 a 4 horas (CPK = 170 mlU/ml).

A re-oxigenação após 20 minutos de hipoxia resultou numa libertação de enzimas significativamente menor do que a hipoxia primária (pico

CPK às 7 h = 60 mlU/ml). No entanto, se o período de perfusão hipóxica fosse prolongado para 100 minutos, a reoxigenação resultava numa libertação imediata e maciça de uma enzima intracelular (CPK = 2050 mlU/ml). A CPK libertada pelo paradoxo do oxigénio representou mais de 75% da CPK total do miocárdio. Hearse *et al;* (1973) demonstraram assim que a duração da perfusão hipóxica determina a extensão da lesão que ocorre aquando da reoxigenação.

Os danos ultra-estruturais criados pela reoxigenação consistiram inicialmente na perda de parte da membrana basal e na rutura física da membrana plasmática, mas os danos espalharam-se rapidamente por toda a célula, causando a desorganização das miofibrilas e anomalias mitocondriais (Hearse *et al;* 1975). Isto implica que a reintrodução do oxigénio molecular resulta num processo rápido e destrutivo que é capaz de danificar tanto as estruturas da membrana fosfolipídica como as grandes proteínas, incluindo as miofibrilhas. Esta dependência temporal da hipoxia sugere que está a ocorrer uma série de alterações celulares e bioquímicas, de tal forma que, quando o oxigénio molecular é reintroduzido, se inicia um processo de lesão que resulta em danos rápidos e duradouros no miocárdio.

A proteção contra o paradoxo do oxigénio foi investigada por Hearse e Humphrey (1978), mais uma vez utilizando a libertação de enzimas mitocondriais e citosólicas como marcador de danos celulares. Estes autores verificaram que a inclusão de 11,1mMol.glucose no perfusato hipóxico protegia significativamente o coração contra a reintrodução de oxigénio molecular. A metilprednisolona não teve qualquer efeito. Se a glicose estivesse ausente durante a perfusão hipóxica e depois fosse reintroduzida com o passo de reoxigenação, observava-se pouco ou nenhum efeito protetor. Esta observação sugere que a manutenção do nível de substrato para as vias metabólicas celulares pode reduzir a preparação do miocárdio para o início do paradoxo do oxigénio.

O paradoxo do oxigénio parece não necessitar do sistema vascular, como foi demonstrado por investigadores que utilizaram miócitos isolados, Hohl *et al;* (1982).

Factores como a temperatura, a concentração de oxigénio e a duração também influenciam o curso do paradoxo de oxigénio. Nos estudos de Hearse *et al;* (1975), houve um período de tempo crítico de hipóxia entre 35 e 55 minutos a 370C antes de se observar o paradoxo do oxigénio. Com o aumento da PO2 a extensão do dano miocárdico aumenta. Para além disso, verificou-se uma dependência da temperatura crítica. Se a temperatura for mantida a menos de 330C, o paradoxo do oxigénio não ocorre.

Altschuld *et al;* (1981) também relataram que a incubação de miócitos cardíacos num meio (pH 6,2 a 6,8) que resulta numa acidose intracelular na gama de 6,6 a 7,0 é protetora. Em contraste com observações anteriores, nem Hohl *et al;* (1982) nem Altschuld *et al;* (1981) relataram uma perda de enzimas citosólicas durante a fase de perfusão hipóxica do paradoxo do oxigénio. Estas observações sugerem fortemente que um processo intracelular primário é responsável pela lesão de reperfusão. A proteção ácida dos cardiomiócitos isolados contra o paradoxo do oxigénio parece dever-se a uma diminuição líquida do influxo de cálcio por processos transarcolemais.

Os efeitos dos antagonistas do cálcio como agentes protectores no paradoxo do oxigénio continuam a ser intrigantes, sendo consensual que a administração destes fármacos antes da fase hipóxica protege a função miocárdica durante a fase de reperfusão (Nayler *et al;* 1980). No entanto, o mecanismo deste efeito protetor permanece desconhecido. Watts *et al;* (1980) verificaram que a administração prévia de verapamil preservou o ATP tecidular, aumentou a concentração de creatina fosfato e diminuiu o cálcio celular quando comparado com os corações reperfundidos. (Nayler *et al;* 1980) verificaram que tanto o tratamento com nifedipina como com verapamil protegia os corações de coelho durante a fase de hipóxia e de reperfusão, e que a produção de ATP e a capacidade de utilização de oxigénio das mitocôndrias também eram preservadas. Rahamathula *et al;* (1983) verificaram que a reoxigenação de corações hipóxicos na presença de ditiazem não reduziu significativamente a libertação de fosfato de creatina, mas uma dose mais elevada (4,5 mg/l) durante a fase de hipóxia e de reoxigenação resultou numa preservação significativa do tecido miocárdico.

Há muito que se reconhece que a reperfusão com sangue oxigenado do miocárdio canino previamente isquémico secundário à ligadura da artéria coronária pode resultar em necrose hemorrágica e extensão do enfarte. Hearse *et al;* (1973), na descrição original do paradoxo do oxigénio, reconheceram as semelhanças entre a lesao por hipóxia/reoxigenação e a lesão por isquémia/reperfusão e salientaram que ambas as formas de lesão têm em comum a reintrodução de oxigénio molecular no miocárdio isquémico. Se o paradoxo do oxigénio é mediado por radicais livres, então a lesão de reperfusão isquémica no coração intacto também deve ter um componente significativo de radicais livres.

A isquémia primária do miocárdio (cessação do fluxo) e a perfusão hipóxica (manutenção do fluxo hipóxico) partilham muitas das mesmas características, mas, em geral, tanto o início como a gravidade inicial dos danos durante a hipóxia são mais graduais do que a lesão isquémica, enquanto a recuperação da hipóxia é menos completa (Naylar *et al;* 1979). Ambas as formas de lesão estão associadas a uma diminuição significativa da atividade do retículo sarcoplasmático, do transporte de cálcio e da função mitocondrial, mas apenas uma ligeira diminuição da função contrátil (Schwartz *et al;* 1973). Estas observações levaram à hipótese de que a fase inicial da isquémia do miocárdio e, por analogia, a lesão hipóxica, está associada a uma falha dos processos que regulam o cálcio intracelular, resultando num aumento da concentração intracelular e na formação precoce de complexos de rigor (Hess *et al;* 1983). O insulto inicial a nível celular é provavelmente uma combinação de acidose intracelular e uma diminuição das concentrações de ATP intracelular ampliada pela compartimentalização do ATP (Hearse 1979). Esta diminuição das reservas de fosfato de alta energia pode então levar a uma falha dos processos que regulam o cálcio intracelular.

Numa revisão anterior do assunto, Hearse (1973) atribuiu à função mitocondrial um papel fundamental na lesão de isquémia/reperfusão. Argumentou que a reperfusão precoce, com reservas celulares de ATP comprometidas mas intactas e com vias bloqueadas de transporte de electrões e fosforilação oxidativa, resultaria numa absorção limitada mas reversível de cálcio mitocondrial, fosfato inorgânico e nucleótidos de adenina. Estas alterações estariam associadas a uma diminuição da função do retículo sarcoplasmático, que também seria reversível. A reperfusão após uma isquémia mais prolongada (semelhante à dependência temporal do paradoxo do oxigénio) resultaria num aumento maciço da captação de cálcio mitocondrial, num grande efluxo de protões mitocondriais, num aumento do influxo de cálcio e no subsequente dano sarcolemal. Nesta fase da reperfusão, verificar-se-ia um aumento abrupto da concentração de cálcio mitocondrial. A extensão da lesão isquémica com a reperfusão após uma isquémia prolongada seria assim análoga ao paradoxo do oxigénio, sendo a última via comum de destruição celular a sobrecarga de cálcio intracelular devida à reintrodução do oxigénio molecular. Os dados que apoiam esta linha de raciocínio foram fornecidos por Sharma *et al.* (1975), que documentaram o tempo necessário para a lesão de reperfusão, a depleção reversível de ATP e o inchaço do retículo sarcoplasmático e das mitocôndrias durante 60 minutos de ligadura da artéria coronária no cão. Se a isquémia fosse mantida durante 60 a 90 minutos, seguida de reperfusão, eram documentados danos celulares graves com libertação significativa de enzimas mitocondriais e citosólicas e depleção de ATP.

Tendo estabelecido vários denominadores comuns entre o paradoxo do oxigénio e a lesão de isquémia/reperfusão, sendo a última via comum a sobrecarga de cálcio intracelular, podemos agora colocar a questão de saber se a reintrodução de oxigénio molecular durante a isquémia/reperfusão resulta na produção de radicais livres de oxigénio capazes de mediar a lesão de reperfusão

A prova indireta da participação dos radicais livres de oxigénio durante a lesão de isquémia/reperfusão provém da utilização de conhecidos sequestradores de radicais livres de oxigénio que protegem a função miocárdica durante a lesão de isquémia/reperfusão. No modelo canino de isquémia global, *Luca et al.* (1980) seguiram 45 minutos de isquémia a 270°C com reperfusão normotérmica e demonstraram que a inclusão de manitol, um conhecido sequestrador do radical hidroxilo, durante a reperfusão resultou num aumento do fluxo coronário, numa maior relação entre o fluxo epicárdico e endocárdico e na preservação da função ventricular esquerda. Embora se tenha considerado durante muito tempo que o manitol actua apenas pelo seu mecanismo osmótico, foi salientado (Demopoulos *et al;* 1980) que os efeitos benéficos do manitol podem dever-se principalmente à sua capacidade de eliminação de radicais livres.

Esta hipótese foi confirmada por (Hess *et al;* 1983) quando demonstraram uma proteção significativa da função do ventrículo esquerdo e do retículo sarcoplasmático durante o curso da lesão de isquémia/reperfusão com a combinação de superóxido dismutase e manitol. Os seus estudos foram controlados com uma solução cardioplégica cristaloide hiperosmolar (igual à osmolaridade do manitol mais SOD). Este conceito de preservação da função miocárdica durante a isquémia hipotérmica seguida de reperfusão foi também avançado por Shlafer *et al.* (1982), que demonstraram que a combinação de superóxido dismutase e catalase preservava significativamente a função hemodinâmica e mecânica e protegia a fosforilação oxidativa mitocondrial isolada no coração de coelho em trabalho de isquémia/reperfusão. Além disso, este mesmo grupo demonstrou em corações de coelho que o eliminador de radicais livres, o dimetilsulfóxido, protegeu de forma significativa e consistente contra alterações na atividade de fosforilação oxidativa das mitocôndrias após duas horas de isquémia global e reperfusão (Shlafer *et al;* 1982).

Na isquémia miocárdica canina experimental devida à ligadura da artéria coronária, a coenzima Q10, um sequestrador de radicais livres conhecido por proteger contra a adriamicina, danos provocados por radicais livres, demonstrou também preservar as reservas de ATP dos tecidos, as funções hemodinâmicas e reduzir as anomalias segmentares do movimento da parede (Nakamura *et al;* 1982). Estas observações foram confirmadas e alargadas por (Meerson *et al;* 1982) que demonstraram uma diminuição dos produtos de peroxidação lipídica e uma diminuição da SOD e da catalase durante o enfarte do miocárdio experimental e também um efeito protetor do antioxidante hidroxitolueno butilado (BHT).

Por último, existem dados consideráveis que indicam que a glicose hiperosmolar é capaz de proteger o miocárdio durante a lesão de isquémia/reperfusão. Por exemplo, no modelo canino de enfarte do miocárdio experimental, Serur *et al;* (1976) demonstraram que a infusão de glicose (1g/kg) melhorava consistentemente a contratilidade do miocárdio e impedia a fibrilhação ventricular, mesmo depois de a osmolaridade sérica ter voltado ao normal. No modelo canino de lesão de isquémia/reperfusão, Hess *et al.* (1983) demonstraram uma proteção consistente da função do retículo sarcoplasmático e das proteínas contrácteis com glicose, potássio e insulina. Estas observações e a demonstração de que a glicose pode atuar como eliminador de radicais livres levaram à especulação de que os eliminadores de radicais livres podem ser benéficos na lesão de isquémia/reperfusão.

Provas mais directas da participação do sistema de radicais livres de oxigénio durante o curso da lesão de isquémia/reperfusão foram apresentadas por Rao e Mueller (1983), que utilizaram modelos de isquémia do miocárdio em ratos e em cães. Estes investigadores verificaram um aumento dos produtos de peroxidação lipídica e das catecolaminas, uma diminuição das actividades da superóxido dismutase e um aumento dos radicais livres, determinado por espetroscopia de spin de electrões. Identificaram tentativamente as espécies de radicais livres como um semidehidroascorbato e um radical proteico que é formado por uma interação com o radical lipídico alcoxi ou peroxi ou a partir de catecolaminas. Em doentes com enfarte do miocárdio, identificaram um aumento da concentração de radicais livres no scio coronário e dos produtos da peroxidase lipídica.

Shattock *et al;* (1982) infundiram peróxido de hidrogénio em corações isolados durante a isquémia e observaram uma exacerbação da lesão tecidular. Por último, Jolly *et al;* (1984) conseguiram reduzir quantitativamente o tamanho do enfarte num modelo canino de isquémia regional seguida de reperfusão com a administração prévia de superóxido dismutase e catalase. A administração de superóxido dismutase e catalase após a instituição da reperfusão não alterou o tamanho do enfarte. Os efeitos benéficos da superóxido dismutase e da catalase não podem ser explicados por diferenças hemodinâmicas. Jolly *et al;* (1984) também postularam que os danos celulares do miocárdio devidos à isquémia são adicionais aos danos durante a fase de reperfusão e que estes últimos são mediados por metabolitos tóxicos do oxigénio. Assim, existe um conjunto crescente de provas de que, tal como o paradoxo do oxigénio, a lesão de isquémia/reperfusão, com a sua reintrodução de oxigénio molecular, resulta na produção de intermediários de oxigénio reduzido que são capazes de uma destruição extensiva dos tecidos.

A possibilidade de exacerbação do dano tecidular com a reintrodução do fluxo coronário após um período prolongado de isquémia é agora bem reconhecida (Ferrari *et al;* 1982; Hearse *et al;* 1977; Nayler *et al;* 1981). A lesão de reperfusão é evidenciada por um aumento súbito e acentuado das alterações ultra-estruturais, da libertação de enzimas e do influxo de cálcio (Jennings *et al;* 1975; Bourdillon *et al;* 1981,Ganote *et al;*1979). Os mecanismos responsáveis por todas estas alterações não foram estabelecidos, mas foi sublinhada a importância de distinguir os danos induzidos especificamente pela isquémia e os devidos à reperfusão (Jennings *et al*; 1981, Poole-Wilson *etal;* 1984).

Foram sugeridos vários mecanismos como desencadeadores de danos de reperfusão, incluindo a depleção de fosfatos de alta energia (Jennings *et al;* 1978) ou catecolaminas (Gaudel *et al;* 1979), a acumulação de cálcio (Katz *et al;* 1979; Nayler *et al;* 1981; Shen *et al;* 1972) ou lisofosfoglicéridos (Corr *et al;* 1981, *Katzet al;* 1983) ou a ativação de fosfolipases (Chien *et al;* 1980; Weglicki *et al;* 1972).

Foi sugerido que a súbita readmissão de oxigénio após um período de hipoxia ou durante a reperfusão após isquémia pode ser tóxica para as células do miocárdio (Guamiere *et al;* 1980, Hearse *et al;* 1978, Jolly *et al;* 1984). Os radicais de oxigénio no coração podem ser gerados dentro da célula miocárdica (Freeman *et al;* 1982, Turrens *et al;* 1982) ou pela xantina oxidase endotelial (Downey *et al;* 1984). A natureza inerente da molécula de oxigénio torna-a suscetível a reacções de redução univalente na célula para formar o anião superóxido (O2), um radical livre altamente reativo (Fridovich *et al;* 1978). Outros produtos reactivos do metabolismo do oxigénio que podem ser formados a partir da redução intracelular subsequente do O2 incluem o peróxido de hidrogénio (H2O2) e o radical hidroxilo (OH) (Chance *et al;* 1979; Halliwell *et al;* 1984). Todas estas espécies reactivas são capazes de várias actividades tóxicas, tais como a inativação de enzimas sulfidrilo, a ligação cruzada de proteínas, a degradação do ADN e a peroxidação lipídica (Freeman *et al;* 1982; Hochstein *et al;* 1981, Tappel *et al;* 1973).

No entanto, no miocárdio existe uma série de mecanismos de defesa capazes de proteger a célula contra os metabolitos citotóxicos do oxigénio. Estes incluem a enzima superóxido dismutase (SOD), a catalase e a glutationa peroxidase (GPD), para além de outros antioxidantes endógenos como a vitamina E, o ácido ascórbico e a cisteína (Hess e Manson, 1984).

A premissa básica para o envolvimento do oxigénio na lesão de reperfusão é que a isquémia alterou os mecanismos de defesa contra a toxicidade do oxigénio. No entanto, esta possibilidade ainda não foi sistematicamente investigada no miocárdio (Hess e Manson, 1984).

Nos últimos anos, a produção de radicais livres tem sido medida utilizando a espetroscopia de ressonância de spin de electrões (ESR). Com esta técnica, os radicais livres podem ser detectados diretamente no miocárdio rapidamente congelado ou indiretamente utilizando agentes de captura de spin que reagem com o radical livre para formar aductos estáveis. Vários estudos deste tipo em corações perfundidos isolados ou em corações intactos de cães mostraram que ocorre uma explosão de radicais livres imediatamente após a reperfusão (Arroyo *et al;* 1987; Garlick *et al;* 1987). Tem havido alguma controvérsia relativamente à origem dos radicais observados e à possibilidade de alguns radicais livres poderem ser gerados pelo processamento do tecido. No entanto, parece que a adição de superóxido dismutase demonstrou atenuar a explosão (Arroyo *et al;* 1987)

As vias mais importantes através das quais os radicais livres podem ser formados durante a isquémia ou a reperfusão não foram definidas com precisão. Sabe-se que muitas vias metabólicas produzem radicais livres (Fridovich, 1978; Freeman e Grapo, 1982) e foi proposto que várias delas causam um aumento da produção de radicais livres, especialmente durante a fase inicial da reperfusão. O superóxido pode ser produzido pela reação da xantina oxidase, pela respiração mitocondrial, pela oxidação das catecolaminas, pelo metabolismo do ácido araquidónico e pelas fontes de NADPH oxidase, incluindo a xantina oxidase, e pelo O2 através da reação da superóxido dismutase. Esta última enzima constitui um mecanismo de defesa normal na maioria das células aeróbias. A acumulação de H2O2 é normalmente evitada pela catalase e pelas peroxidases (como a glutationa peroxidase), que reduzem o H2O2 a água. No entanto, a diminuição da atividade desta última enzima (que se verifica em lesões isquémicas), associada a uma produção excessiva de superóxidos, pode ultrapassar as defesas endógenas. Neste caso, o radical hidroxilo pode ser produzido como um produto da reação catalisada por metais (reação de Fenton) de O2 com peróxido de hidrogénio (Reimer *et al;* 1979)

Entre as potenciais fontes de radicais livres no miocárdio reperfundido, as duas que têm recebido mais atenção são a reação da xantina oxidase e os neutrófilos infiltrados. A reação da xantina oxidase produz O2 e H2O2 como produto da oxidação da hipoxantina em xantina e ou da xantina em ácido úrico (McCord 1985). Esta via é uma fonte plausível de superóxido no miocárdio canino, porque a xantina oxidase está presente no miocárdio de cães (chambers *et al;* 1985; e quantidades abundantes de hipoxantina e do seu precursor imediato, a inosina, acumulam-se no miocárdio isquémico como consequência da degradação dos nucleótidos de adenina (Reimer *et al;* 1986).

CONCLUSÃO

Esta revisão estabeleceu que a readmissão de oxigénio no momento da reperfusão pós-isquémica pode causar danos adicionais no miocárdio. Estes danos de reperfusão podem ser reduzidos através da adição de glicose, que pode atuar como substrato metabólico ou eliminador de radicais livres, através da redução da temperatura, da manutenção do pH e de antagonistas do cálcio. A maior parte desta informação provém de estudos sobre a patogénese da isquémia e do enfarte do miocárdio e não de estudos sobre a cardioplegia. No entanto, esta informação pode ser aplicada a estudos direccionados para a melhoria da cardioplegia.

6.5 REFERÊNCIAS

Altschuld RA, Hosteltler JR, Brierly GP.(1981) Response of isolated rat heart cells to hypoxia, re-oxygenation and acidosis. *Circ Res 49: 307 - 316*

Arroyo CM, Kramer JH, Dickens BF, Weglicki WB.(1987) Identificação de radicais livres na isquémia/reperfusão do miocárdio por captura de spin com nitrona DMPO. FEBS let 221: 101 - 104.

Bourdillion PDV, Poole-Wilson PA(1981) The effects of ischaemia and reperfusion on calcium exchange and mechanical function in isolated rabbit myocardium.Cardiovasc Res 15: 121 - 130.

Chance B,Sies H, Boveris A.(1979)Hydroperoxide metabolism in mammalian organs Physio Rev 59: 527 - 605.

Chien KR, Buja LM Parkey R, Bonte F, Willerson JT. (1980) Correlação temporal e topográfica entre as alterações dos fosfolípidos e a captação de Tc-PyP no miocárdio isquémico. (Resumo). Clin Res 28: 469.

Corr PB, Lee BL, Sobel BE. (1981) Distúrbios electrofisiológicos e bioquímicos no miocárdio isquémico: interacções envolvendo as membranas celulares.Ata Med Scand 651 (sup Carden,)

DL; Granger, DN (2000). "Fisiopatologia da lesão de isquémiareperfusão." The

Journal of Pathology. **190** *(3): 255-66.*

Clark, Wayne M. (5 de janeiro de 2005) "Reperfusion injury in stroke" eMedicine.WebMD.

Chambers DE, Parks DA, Patterson G, Roy R, McCord JM, Yoshida S, Parmley LF, Dononey JM.(1985) Xanthine oxidase as a source of free radical damage in myocardial ischaemia. J Mol Cell Cardial **17**: *145 - 152*

Downey J, Chambers D, Roy R, McCord J, Hearse DJ, Yellon DM.(1984) Xanthine oxidase derived free radicals as contributors to early ischaemic injury in dog hearts. *J Mol Cell Cardial* **16** (suppl): 36.

Demopoulous HB, Flamm SE, Pietronigro DD, Seligan ML. (1980) A patologia dos radicais livres e a microcirculação nas principais doenças do sistema nervoso central. *Ata Physio; Scand* **392** (suppl): 91 - 119.

Ferrari R, Guardigli G, Mele D, Percoco GF, Ceconi C , Curello S (2004) Oxidative stress during myocardial ischaemia and heart failure. *Curr Pharm Des.***10**(14):1699-711.

Ferrari R, Di Lise F, RAddino R, Visioli O.(1982)The effects of ruthenium red on mitochondrial function during post ischaemic reperfusion. *J Mol Cell Cardial* **14**: 737 - 740

Freeman BA, Grapo JD.Biology of disease.(1982) Free radicals and tissue injury. *Lab invest* **47**: 412 - 426.

Ganote CE, Kaltenbach JP.(1979) Oxygen-induced enzyme release: early events and a proposed mechanism. *J Mol Cell Cardiol* **11**: 389 - 406

Garlick PB, Davies MJ, Hearse DJ, Slater TF.(1987) Deteção direta de radicais livres no coração de rato reperfundido utilizando a espetroscopia de ressonância de spin eletrónico.*Circ Res* **61**: 757 - 760.

Guamierec, Flamigni F, Calderera CM.(1980) Role of oxygen in the cellular damage induced by re-oxygenation of hypoxic heart. *J Mol Cell Cardiol* **12**: 797 - 808.

Fridovich I.(1978)The biology of oxygen radicals.*Science* **201**: 875 - 888.

Ganote CE.(1983) Necrose da banda de contração e lesão irreversível do miocárdio. *J Mol Cell Cardiol* **15**: 67 - 73

Gauduel Y, Karaguezian HS, De Leivis J,(1979) Deleterious effects of endogenous catacholamines in hypoxic myocardial cells following reoxygenation.J *Mol Cell Cardiol* **11**: 717 - 31.

Halliwel B, Guttenidge JMC. (1984) Toxicidade do oxigénio, radicais de oxigénio, metais de transição e dispensa. *Biochem J.* **219**: 1 - 14

Hearse DJ.(1979) Oxygen deprivation and early myocardial contractile failure: a reassessment of the possible role of adenosine triphosphate. *Am J Cardiel* **44**: 1115 -1121

Hess ML, Okabe E, Poland J, Warner M, Stewart JR, Greenfield LJ. (1983) Proteção da glicose, insulina e potássio durante a isquémia global hipotérmica e a reperfusão: um novo mecanismo proposto pela eliminação dos radicais livres. *J Cardiovasc Pharmacol* **5**: 35 - 43.

Hochstein P,Jain SK.(1981)Associação da peroxidase lipídica e polimerização de proteínas de membrana com o envelhecimento dos eritrócitos.*Fed Proc* **40**: 183 -188.

Hearse DJ (1973) Humphrey SM, Chain EB. Abrupt re-oxygenation of the anoxic potassium arrested perfused rat heart: A study of myocardial enzyme release.*J Mol Cell Cardiol* **5**: 395 - 407.

HearseDJ. Humphrey SM, Bulock GR. Reoxigenação, reperfusão e o paradoxo do cálcio. Estudos de danos celulares e libertação de enzimas. In: Enzymes in Cardiology Diagnosis and research.Hearse DJ, Levis J, edgs. Chichester: John Wiley and sons Ltd, 1978.

HearseDJ. Humphrey S, Nayler W, Slade A, Bordu O.(1975) Ultrastructural damage associated with re-oxygenation of anoxic myocardium. *J Mol Cell Cardiol 7:* 315 - 324.

Hearse DJ, Garlick PB, Humphrey SM.(1977) Contratura isquémica do miocárdio: mecanismos e prevenção.*Am J. Cardiol* **39**: 986 - 93.

Hess ML,Manson NH.(1984)The role of the oxygen free radical system in the calcium paradox, the oxygen paradox and ischaemia/reperfusion injury. *Journal of molecular and cellular cardiology* **16**: 969 - 985.

Hess ML, Manson NH.(1984) Molecular oxygen: Amigo e inimigo? *J MolCell Cardiol* **16**: 969 - 85.

Heyndrick GR, Millard RW, McRitchie RJ, Maroko PR, Vatner SF.(1975) Regional myocardial functional and electrophysiological alterations after brief coronary artery oclusion in conscious dogs. *J Clin Invest* **56**: 978 - 85.

Hohl C, Ansel A, Altschuld R, Brierley GP.(1982)Contracture of isolated rat heart cell from anaerobic to aerobic transition. *Am J Physiol* **242**: H1022 - 30.

Jennings RB, Ganote CE, Kloner RA, Whalen DA, Hamilton DG.(1975) Explosive swelling of myocardial cells irreversibly injured by transient ischaemia.*Recent Adv stud Cardiac struct Metab* **6**: 405 - 13.

Jennings RB, Reimer KA,(1981a)Lethal myocardial ischaemic injury. *Am JPathol* **102**: 241 - 55.

Jennings RB,Hawkins HK, Lowe JE, Hill ML, Klotman S, ReimerKA.(1978) Relationbetween high energy phosphate and lethal injury in myocardial ischaemia in the dog. *Am J Pathol* **92**: 187 -214.

Jennings RB, Schapper J, Hill ML, Steenbergen C. Reimer KA. (1985)Effect of reperfusion late in the phase of reversible ischaemic injury changes in cell volume.Electrolytes metabolites and ultrastructure *Circ Res* **56**: 262 - 78.

Jolly SR, Kane WJ, Bailie MB, Abrams GD, Luchesi BR.(1984) Lesão de reperfusão miocárdica canina, sua redução pela administração combinada de superóxido dismutase e catalase. *Circ Res* **5**: 277 - 85

Katz A.M, Mesineo FC.(1983) Lipid membrane interaction and the pathogenesis of ischaemic damage in the myocardium.*Circ Res* **48**: 1 - 20.

Katz A.M, Reuter H.(1979) Cellular calcium and cardiac cell death. *Am JCardiol* **44**: 188 - 190.

Lucas SK, Gardner TJ, Flaherty JT,(1980)Burkley BH, Elmer EG, Gott VL. Efeito benéfico da administração de manitol durante a reperfusão após paragem isquémica.*Circulation* **62** (suppl 1): 34 -41.

Mc Cord JM.(1985) Oxygen derived free radicals in post-ischaemia tissue injury. *N Eng J Med* **312**: 159 - 163

Meerson FZ, Kagan VE, Kozlov YP, Belkina LM, Arkhipenko YV.(1982) O papel da peroxidação lipídica na patogénese das lesões isquémicas e a proteção antioxidante do coração. *Basic Res Cardiol* **77**: 465 - 485

Nayler WG, Poole-Wilson PA, Williamson A.(1979) Hypoxia and calcium. *J Mol Cell Cardiol,* **11**: 683 -706.

Nayler WG, Ferrari R, Williams A. (1980) Protective Effect of pretreatment with verapamil, nifedipine and propranolol on mitochondrial function in the ishaemic and reperfused myocardium. *Am J Cardiol* **46**: 242 - 248.

Nakaruma Y, Takahashi M, Mayashi J, Mori H, Ogawa S, Tanabe Y, Hara K. (1982) Protection of ischaemic myocardium with coenzyme Q10.*CardiovascRes* **16**: 132 - 37.

Nayler WG. (1981) O papel do cálcio no miocárdio isquémico. *Am JPathol* **102**: 262 - 70.

Poole-Wilson, PA, Harding DP, Bourdillon PDV, Jones MA.(1984)Calcium out of control. *J Mol Cell Cardiol* **16**: 175 - 88.

Rao PS, Mueller HS(1983).Lipid peroxidation and acute myocardial ischaemia. *Adv Exp Med Biol* **161**: 34

Reimer KA, Murry CE, Yamasawa I, Hill ML, (1986) Jennings RB. Four brief periods of myocardial ischaemia cause no cumulative ATP loss or necrosis. *Am J Physiol* **251**: H1306 - H1315.

Reimer KA, Jennings RB. (1979)The "wavefront phenomenon" of myocardial ischaemic cell death 11.Transmural progression of necrosis within the framework of ischaemic bed size (myocardium at risk) and collateral flow. *LabInvest* **40**: 633 - 644.

Rahamathula PM, Ashraf M, Schwartz A, Bendict J. (1983) Effects of diltiazem on anoxic injury in the isolated rat heart. *J Am Coll Cardiol* **1**: 1081 - 89.

Schwartz A, Klood JM, Allen JC, Bonnet EP, Entman ML, Goldstein MH, Sordahl LA, Suzuki N(1973) Biochemical and morphologic correlates of cardiac ischaemia. *Am J Cardiol* **32**: 46 - 61.

Serur JR, Urschel CM, Sonnenblick EH, Laraia PJ. (1976)Isquemia miocárdica experimental III.Efeito protetor da glicose na função miocárdica.*J Mol Cell Cardiol* **8**: 521 - 531.

Sharma 'GP, Varley KG, Sim SW, Barwinsky J, Cohen M, Dhalla NS(1975).Alterações no metabolismo energético e na ultra-estrutura após reperfusão do miocárdio isquémico após oclusão coronária. *Am J Cardiol* **36**: 235 -243.

Shattock MJ, Manning HS, Hearse DJ. (1982) Hydrogen peroxide: effects on the isolated working rat heart. *Adv studies heart Metab* **469** - 74.

Shen ACJennings RB (1972).Cinética da acumulação de cálcio na lesão isquémica aguda do miocárdio.*Am J Pathol* **64**: 441 - 52

Shen AC, Jennings RB (1972). Cálcio e magnésio do miocárdio na lesão isquémica aguda. *Am J Pathol* **67**: 417 - 40

Shlafer M, Kane PF, Kirsch M.(1982) Superoxide dismutase plus catalase enhances the efficacy of hypothemic cardioplegia to protect the globally ischaemic, reperfused heart.*J Thor cardiovasc Surg* **83**: 830 - 39.

Shlafer M, Kane PF, Kirsch M. (1982) Effects of dimethyl sulfoxide on the globally ischaemic heart: possible general relevance to hypothermic organ preservation.*Cryobiology* **19**: 61 - 69.

Tappel AL.Lipid peroxidation damage to cell components.Fed Proc 1973; 1870 - 1874.

Turrens JF, Freeman BA, Lewit JG, Grapo JD. (1982) The effects of hyperoxia on superoxide production of long submitochondrial particles. *Archbiochem biophys* **217**: 401 - 404

Watts JA, Koch CD, Lanoue K. (1980) Effects of Ca2+ antagonism on energy metabolism: Ca2+ and heart function after ischaemia. *Am J Physiol* **238:** H909 - H 916.

Weglicki MB, Waite BM, Stem AC. (1972) Associação da fosfolipase A com uma preparação de membrana do miocárdio que contém a (Na+ K+) - Mg2+ -ATPase.*J Mol Cell Cardiol* **4**: 195 - 2.

CAPÍTULO 7

7.1 PATOGÉNESE DAS LESÕES CARDÍACAS REVERSÍVEIS E IRREVERSÍVEIS DEVIDAS À FALTA DE FORNECIMENTO DE OXIGÉNIO

7.2 RESUMO

O enfarte agudo do miocárdio (IM) é uma das principais causas de morte e incapacidade em todo o mundo. Em doentes com enfarte do miocárdio, o tratamento de escolha para reduzir a lesão isquémica aguda do miocárdio e limitar a dimensão do enfarte do miocárdio é a reperfusão precoce e eficaz do miocárdio, utilizando quer a terapia trombolítica quer a intervenção coronária percutânea primária (ICPP). A negação do fornecimento de oxigénio às células do corpo, provavelmente devido à falta de fornecimento de sangue, pode causar danos isquémicos graves nos órgãos envolvidos. A extensão dos danos pode depender da duração da isquémia e dos órgãos envolvidos. Foi demonstrado que, quando as células são privadas do seu fornecimento de oxigénio, o principal ponto de ataque são as mitocôndrias, onde tem lugar a fosforilação oxidativa para a produção de energia. Como consequência, o fornecimento de energia da célula é esgotado e afetado negativamente, o que subsequentemente afecta a capacidade da membrana celular de ser selectiva em termos de permeabilidade. A incapacidade da membrana celular de ser selectiva em termos de permeabilidade permite a entrada de muitas substâncias na célula, perturbando assim os órgãos celulares e as suas funções. Estudos de microscopia eletrónica do músculo cardíaco privado do seu fornecimento de sangue revelaram uma sequência caraterística de alterações nos miócitos cardíacos à medida que estes passam de estados de lesão isquémica reversível para irreversível (Jennings e Reimer 1981). As alterações que foram interpretadas como efeitos da isquémia incluem a perda de glicogénio, a marginação da cromatina, o inchaço mitocondrial, o inchaço celular, o aparecimento de densidades intra-mitocondriais e a rutura da membrana. Verifica-se também um declínio na produção de ATP e um aumento dos catabolitos de ATP (Jennings, Reimer e Tatum 1983). Mais estudos sobre a patogénese das lesões devidas a isquémia foram apresentados nesta revisão.

Palavras chave: Patogénese, Lesão, Isquémia, Fosforilação, Miocárdio e Mitocôndria.

7.3 INTRODUÇÃO

A doença cardíaca coronária (DCC) é a principal causa de morte e incapacidade a nível mundial. De acordo com a OMS, 7 254 000 mortes em todo o mundo (12,8% de todas as mortes) resultaram de DCC em 2008. Os efeitos da CHD são geralmente atribuíveis aos efeitos prejudiciais da lesão aguda de isquémia-reperfusão (IRI) do miocárdio. A IRI surge normalmente em doentes que apresentam um enfarte agudo do miocárdio com supradesnivelamento do segmento ST (STEMI), nos quais a intervenção terapêutica mais eficaz para reduzir a lesão isquémica aguda do miocárdio e limitar a dimensão do enfarte do miocárdio (MI) é a reperfusão miocárdica atempada e eficaz, utilizando terapêutica trombolítica ou intervenção coronária percutânea primária (PPCI). No entanto, o processo de reperfusão miocárdica pode induzir a morte adicional de cardiomiócitos, um fenómeno conhecido como lesão de reperfusão miocárdica (Braunwald e Cloner 1985, Piper *et al;*1998, Yellon e Hausenloy2007). Embora o processo de reperfusão miocárdica continue a melhorar com uma reperfusão mais atempada e eficaz e com os avanços na tecnologia de ICP e agentes antiplaquetários e antitrombóticos para manter a patência da artéria coronária relacionada com o enfarte, ainda não existe uma terapia eficaz para prevenir a lesão de reperfusão miocárdica. Neste sentido, a lesão de reperfusão miocárdica continua a ser um alvo terapêutico negligenciado para a cardioprotecção em doentes com ICPP. Neste artigo, a fisiopatologia da lesão de reperfusão miocárdica e as estratégias terapêuticas emergentes para proteger o coração dos seus efeitos prejudiciais são revistas.

A nomenclatura clínica relacionada com a doença cardíaca isquémica ou coronária foi definida pela Task Force conjunta da Sociedade Internacional e da Federação de Cardiologia e da Organização Mundial de Saúde em 1979 (Bernard *et al;* 1979). Definiram a cardiopatia isquémica como "a insuficiência miocárdica devida a um desequilíbrio entre o fluxo sanguíneo coronário e as necessidades do miocárdio devido a um desequilíbrio entre a circulação coronária". A cardiopatia isquémica inclui condições agudas e temporárias, bem como condições crónicas, e pode dever-se a alterações funcionais ou a doenças orgânicas. As várias categorias de cardiopatia isquémica úteis para a classificação epidemiológica incluem a paragem cardíaca primária, a angina de peito, o enfarte do miocárdio, a insuficiência cardíaca na cardiopatia isquémica e as arritmias.

7.4 REVISÃO DA LITERATURA

A lesão isquémica do coração resulta geralmente da redução do fluxo sanguíneo para o miocárdio na sequência da oclusão de um ramo das artérias coronárias. Esta situação impede as células de receberem o oxigénio e os nutrientes necessários aos processos metabólicos que lhes permitem funcionar corretamente, permitindo também a acumulação de metabolitos. Se a isquémia persistir, as células do miocárdio acabam por ficar irreversivelmente lesadas e morrem, formando um enfarte do miocárdio que pode levar à morte do indivíduo afetado (Hugenholtz, 1988).

Estudos de microscopia eletrónica do músculo cardíaco privado do seu fornecimento de sangue revelaram uma sequência caraterística de alterações nos miócitos cardíacos à medida que estes passam de estados de lesão isquémica reversível para irreversível (Jennings e Reimer 1981). As alterações que foram interpretadas como efeitos da isquémia incluem a perda de glicogénio, a marginação da cromatina, o inchaço mitocondrial, o inchaço celular, o aparecimento de densidades intra-mitocondriais e a rutura da membrana. Verifica-se também uma diminuição da produção de ATP e um aumento dos catabolitos de ATP (Jennings, Reimer e Tatum 1983). Cartar e Gavin (1986) descreveram a sequência de alterações morfológicas que se desenvolvem no endocárdio como resultado de isquémia grave. Com o aumento da duração da isquémia, verifica-se uma perda crescente de células endoteliais com exposição da lâmina basal subjacente, do tecido conjuntivo e das fibras musculares cardíacas.

O tratamento clínico da isquémia aguda do miocárdio tem sido orientado para a restauração do fornecimento arterial coronário e para o salvamento do miocárdio antes da ocorrência de lesões irreversíveis (Braundwald *et al;* 1985). No entanto, outra caraterística importante do miocárdio temporariamente isquémico é a sua suscetibilidade aos danos causados pela reoxigenação. Quando o oxigénio molecular é reintroduzido no miocárdio isquémico, são gerados radicais livres de oxigénio no tecido e inicia-se um processo de lesão que pode resultar em danos rápidos e graves nas células microvasculares e parenquimatosas (Granger *et al;* 1986, Babbs, *et al;* 1988). Estas moléculas extremamente reactivas causam rapidamente peroxidação lipídica, danos nas membranas e inchaço explosivo das células gravemente feridas (Werns *et al;* 1986).

A resposta do miocárdio isquémico à reintrodução de oxigénio está relacionada com a duração da lesão isquémica e possivelmente também com diferenças de espécie (Reimer e Jennings 1979).

Embora a isquémia no coração possa ser temporária, como acontece quando a necessidade de oxigénio dos tecidos é elevada durante o exercício, na maioria dos casos a doença isquémica resulta de alterações do fluxo sanguíneo coronário que são permanentes e irremediáveis pelo organismo (Norris, 1982).

A isquemia do miocárdio foi definida (Jennings *et al;* 1986) como um estado em que o fluxo sanguíneo arterial para o miocárdio é insuficiente para fornecer oxigénio suficiente para evitar que o metabolismo energético intracelular passe da respiração aeróbica para a glicólise anaeróbica. Muitas das alterações metabólicas da isquémia devem-se à redução ou ausência de fornecimento de oxigénio (hipoxia ou anoxia), respetivamente. No entanto, a diminuição ou ausência de fluxo arterial colateral (isquemia total grave) também resulta na diminuição ou ausência de fornecimento de substratos metabólicos e na acumulação de catabolitos no tecido afetado. Assim, as características da isquémia incluem a redução do fluxo arterial, a hipóxia, o fornecimento limitado de substratos, a presença de glicólise anaeróbica, a acumulação de produtos finais do metabolismo isquémico e a função deprimida.

Em 30 segundos após uma isquémia grave induzida pela oclusão súbita de uma artéria coronária, o metabolismo aeróbio cessa essencialmente e a glicólise anaeróbia torna-se a principal fonte de novos fosfatos de alta energia. A rapidez desta transição é notável. No espaço de um minuto, os níveis de lactato quadruplicaram e as reservas de creatina fosfato esgotaram-se (Braasch *et al;* 1968). O lactato que é produzido no tecido isquémico acumula-se porque não é metabolizado na ausência de O2, e porque existe pouco ou nenhum fluxo colateral disponível para o lavar para a circulação sistémica.

A glicólise anaeróbica funciona a uma taxa elevada durante cerca de 30 a 60 segundos, mas depois disso, quer em isquémia de baixo fluxo quer em isquémia total, diminui (Kubler *et al;* 1970). Este facto tem sido atribuído à inibição da gliceraldeído fosfato desidrogenase pela elevada relação NADH/NAD e pela diminuição do pH intracelular. Esta consequência da isquémia contrasta com os efeitos da anóxia de alto fluxo com glicose exógena, em que as taxas glicolíticas anaeróbias são muito maiores (Kubler *etal;* 1970). Assim, os miócitos podem sobreviver durante longos períodos de anóxia de alto fluxo com glucose como substrato (Ganote *et al;* 1982). No entanto, na ausência de glicose exógena, os miócitos são rapidamente lesados tanto pela isquémia como pela anóxia de alto fluxo (Ganote *et al;* 1982), aparentemente porque só existe glicogénio suficiente no miocárdio do rato para suportar uma taxa elevada de glicólise anaeróbia durante 5 a 10 minutos a 370C.

Uma vez que a procura de fosfato de alta energia por parte do tecido isquémico excede a capacidade das reservas e da glicólise anaeróbica para a satisfazer, a adenosina trifosfato dos tecidos diminui (Jennings e Reimer 1981, Jeniings *et al;* 1983). Esta depleção é rápida na isquémia de baixo fluxo in vivo e ocorre mais lentamente, mas na mesma medida, na isquémia total in vitro (Jennings *et al;* 1981). A adenosina difosfato aumenta acentuadamente com o início da isquémia, mas diminui à medida que os miócitos utilizam a adenilato quinase para captar o fosfato de alta energia. São produzidos adenosina trifosfato (ATP) e adenosina monofosfato (AMP). A taxa de depleção de ATP diminui e o AMP é, por sua vez, desfosforilado em adenosina pela adenosina desaminase. Após 20 a 30 minutos de isquémia de baixo fluxo in vivo, a inosina e o monofosfato de adenosina representam a maior parte do pool de purinas. À medida que a duração da isquémia aumenta, a base hipoxantina torna-se o catabolito de purina mais abundante (Jennings *et al;* 1985).

Os produtos finais metabólicos como o H+, o NH4+ e o H2PO4 (Jennings *et al;* 1983; Jennings e Steenbergen, 1985) são produzidos pelo catabolismo do pool total de nucleótidos de adenina e pela degradação do fosfato de creatina. Estes, juntamente com os intermediários glicolíticos produzidos pelo metabolismo da glicose a partir do glicogénio, aumentam o número de moléculas e, consequentemente, a carga osmótica. Esta situação provoca um inchaço dos miócitos, o que pode provocar uma tensão no sarcolema e contribuir para a rutura da membrana.

A evidência ultra-estrutural de danos na membrana foi relatada por vários investigadores (Jennings *et al;* 1978, Jennings *et al;* 1980, Buja *et al;* 1981; kloner *etal;* 1983). A rutura do sarcolema pode ser detectada pela primeira vez após 30 a 40 minutos de isquemia de baixo fluxo, mas estas rupturas são focais e só são encontradas através de uma pesquisa cuidadosa utilizando microscopia eletrónica de alta resolução. A presença de rutura pode ser confirmada através da demonstração de um aumento acentuado do espaço difusível da inulina em fatias finas de tecido preparadas a partir deste tecido danificado e colocadas in vitro em fosfato de Krebs Ringer oxigenado ou anóxico (Jennings *et al;* 1978, Buja *et al;* 1981, Jennings *et al;* 1983). À medida que o período de isquémia se prolonga, o sarcolema desenvolve bolhas e a rutura plasmalémica torna-se mais proeminente. No entanto, embora o plasmalema sobre as bolhas esteja rompido, a lâmina basal dos miócitos permanece intacta. Quando a necrose está completamente desenvolvida 24 horas após o início da isquémia in vitro, resta muito pouco sarcolema intacto (Jennings *et al;* 1980). Esta observação, juntamente com a saída de enzimas de pequeno peso molecular do tecido, estabelece que a membrana limitante dos miócitos mortos está rompida.

Uma grande variedade de modelos experimentais demonstrou que as mesmas condições isquémicas que afectam os miócitos cardíacos também afectam negativamente a estrutura e a função microvasculares (Nevalainen, Armiger e Gavin, 1986). Foram descritas várias alterações ultra-estruturais características causadas pela isquémia nos microvasos do miocárdio (Armiger e Gavin, 1975). Após apenas 10 minutos de isquémia, o inchaço das células endoteliais era proeminente, as vesículas pinocitóticas já não podiam ser vistas no citoplasma e havia protrusões citoplasmáticas no lúmen capilar. Nesta altura, as células endoteliais também apresentavam aglomeração e marginação da cromatina nuclear e inchaço das mitocôndrias. Após uma isquémia prolongada (4 horas), os capilares estavam gravemente obstruídos por detritos e protrusões de células endoteliais. Pensa-se que os eritrócitos completam a obstrução dos microvasos lesionados e estenosados. Nesta fase, os revestimentos capilares tornam-se rompidos e permeáveis a marcadores de grandes dimensões, como as partículas de carbono. A reperfusão com sangue nesta fase tardia pode resultar em hemorragia no tecido miocárdico circundante. Os sinais de lesão isquémica podem ser observados em vasos de todas as camadas do miocárdio. As células musculares lisas das paredes arteriolares também incham e grande parte do seu conteúdo miofilamentar parece estar perdido após 60 minutos de isquémia (Nevalainen *et al;* 1986).

O papel da microcirculação no funcionamento do coração é crucial, uma vez que o leito vascular terminal é o local de troca de nutrientes e de produtos residuais entre o sangue e os tecidos. O fluxo sanguíneo local e o equilíbrio de fluidos também são mantidos a este nível. As intervenções clínicas actuais, como a angioplastia, a trombólise e a cirurgia de bypass coronário, tentam todas remediar a causa vascular da lesão isquémica, mas McDonagh (1983) salientou que esses esforços podem ser confundidos por lesões isquémicas na microcirculação. Concluiu que a proteção do coração contra a isquémia, quer em consequência de doença coronária ou de cirurgia cardíaca, deve incluir a proteção da microcirculação.

Fisiopatologia da lesão do miocárdio devido à negação de oxigénio

A oclusão aguda da artéria coronária no doente com EAMCST submete o miocárdio suprido por esse vaso a uma isquémia miocárdica aguda, demarcando assim a árca dc risco (AAR) dc potencial enfarte, caso a oclusão coronária aguda seja sustentada ou permanente. Se o período de isquémia miocárdica aguda for prolongado (mais de 20 minutos), uma "frente de onda" de morte de cardiomiócitos inicia-se no subendocárdio e estende-se transmuralmente ao longo do tempo em direção ao epicárdio (Reimer *et al;* 1977).

A privação do fornecimento de oxigénio e nutrientes resulta numa série de alterações bioquímicas e metabólicas abruptas no miocárdio. A ausência de oxigénio interrompe a fosforilação oxidativa, levando à despolarização da membrana mitocondrial, à depleção de ATP e à inibição da função contrátil do miocárdio. Este processo é exacerbado pela degradação de qualquer ATP disponível, uma vez que a ATPase F1F0 funciona de forma inversa para manter o potencial da membrana mitocondrial, resultando na hidrólise do ATP e num aumento do fosfato inorgânico mitocondrial. Na ausência de oxigénio, o metabolismo celular passa para a glicólise anaeróbica, resultando na acumulação de lactato, que reduz o pH intracelular (para <7,0). A acumulação intracelular de protões ativa o permutador de iões Na+-H+, que expulsa protões da célula em troca da entrada de Na+. A falta de ATP durante a isquemia interrompe a função da 3Na+-2K+ ATPase, exacerbando assim a sobrecarga de Na+ intracelular. Em resposta, a ativação inversa do permutador de iões 2Na+-Ca2+ resulta numa sobrecarga de Ca2+ intracelular à medida que a célula tenta extrudir Na+ (Avkiran e Maber 2002).

As condições ácidas durante a isquémia impedem a abertura do MPTP e a hipercontratura dos cardiomiócitos neste momento. Durante a reperfusão, a cadeia de transporte de electrões é reactivada, gerando ERO. Outras fontes de ERO incluem a xantina oxidase (células endoteliais) e a NADPH oxidase (neutrófilos). As EROs medeiam a lesão de reperfusão do miocárdio induzindo a abertura do MPTP, actuando como quimioatractor de neutrófilos e mediando a disfunção do retículo sarcoplasmático (SR). Isto contribui para a sobrecarga intracelular de Ca2+ e danifica a membrana celular por peroxidação lipídica, induzindo a desnaturação de enzimas e causando danos oxidativos directos no ADN. A reperfusão e a reativação do permutador Na+-H+ resultam na lavagem do ácido lático, resultando na rápida restauração do pH fisiológico, o que liberta o efeito inibitório da abertura do MPTP e da contratura dos cardiomiócitos. A restauração do potencial de membrana mitocondrial leva o cálcio para dentro da mitocôndria, o que também pode induzir a abertura do MPTP. Várias horas após o início da reperfusão miocárdica, os neutrófilos acumulam-se no tecido infartado do miocárdio em resposta à libertação de quimioatraentes ROS, citocinas e complemento ativado.

Fisiopatologia do dano miocárdico devido à reintrodução de oxigénio

Após o início da isquémia miocárdica aguda em doentes com EAMCST, a reperfusão miocárdica atempada através de ICPP é essencial para salvar o miocárdio viável, limitar o tamanho do enfarte, preservar a função sistólica do VE e prevenir o aparecimento de insuficiência cardíaca. No entanto, a reperfusão do miocárdio agudamente isquémico pode induzir independentemente a morte de cardiomiócitos ((Braunwald e Cloner 1985, Piper *et al;*1998, Yellon e Hausenloy2007), embora este conceito tenha sido difícil de aceitar ao longo dos anos. As quatro formas reconhecidas de lesão de reperfusão miocárdica são discutidas em pormenor abaixo, as duas primeiras reversíveis e as duas segundas irreversíveis.

Arritmias induzidas pela reperfusão: A reperfusão súbita do miocárdio agudamente isquémico em doentes com EAMCST submetidos a ICPP pode ser acompanhada de arritmias ventriculares, que normalmente terminam por si próprias ou são facilmente tratadas (Hearse e Torsaki 1987).

Atordoamento do miocárdio: A disfunção contrátil reversível pós-isquémica que ocorre na reperfusão do miocárdio isquémico agudo é designada por atordoamento miocárdico. Esta forma de lesão de reperfusão resulta dos efeitos prejudiciais do stress oxidativo e da sobrecarga de cálcio intracelular no aparelho contrátil do miocárdio (Kloner *et al;* 1998).

Obstrução microvascular: A obstrução microvascular (MVO) foi descrita pela primeira vez por Krug et al. em 1966 como a "incapacidade de reperfusão de uma região previamente isquémica" (Krug *et al;* 1966). Os principais factores que contribuem para esta situação incluem danos capilares com vasodilatação deficiente, compressão capilar externa por inchaço das células endoteliais e dos cardiomiócitos, microembolização de material friável libertado da placa aterosclerótica, microtrombos plaquetários, libertação de substâncias vasomotoras e trombogénicas solúveis e obstrução por neutrófilos (ITO 2006, Luo e Wu 2006, Hausch *et al;* 2009, Kleinbongard *et al;* 2011). Na angiografia coronária em pacientes com ICPP, a OVM manifesta-se como fluxo sanguíneo coronário lento, grau de rubor miocárdico prejudicado e um perfil de velocidade de fluxo coronário caraterístico (Iwakura *et al;* 1996) É importante salientar que 30%-40% dos doentes com ICPP em que o fluxo sanguíneo coronário na artéria coronária relacionada com o enfarte parece normal na angiografia coronária têm evidência de OVM detectada por ecocardiografia com contraste miocárdico (Ito *et al;* 1992,Ito *et al;* 1996), varrimento nuclear de perfusão miocárdica (Schoefer *et al;*1985), ou RM cardíaca com contraste (Bogaert *et al;* 2007,Lund *et al;*2007). A presença de MVO está associada a um maior tamanho do enfarte do miocárdio, a uma menor fração de ejeção do VE, a uma remodelação adversa do VE e a piores resultados clínicos (Ito *et al;*1992, Wu *et al;*1998, Hombach *et al;* 200). Em casos graves de OVM, em que existe uma lesão significativa do endotélio, o extravasamento de sangue para o interstício pode produzir hemorragia intramiocárdica dentro da área de enfarte, uma caraterística que também pode ser detectada por RM cardíaca (Ganame *et al;* 2009). Atualmente, não existe nenhuma terapia eficaz para reduzir a OVM em doentes submetidos a ICPP. Não é claro se a OVM é realmente um fator causal independente da morte de cardiomiócitos induzida pela reperfusão ou se é apenas um biomarcador de IRI grave do miocárdio.

Lesão letal de reperfusão do miocárdio: A morte induzida pela reperfusão de cardiomiócitos que eram viáveis no final do evento isquémico índice é definida como lesão de reperfusão miocárdica letal (Piper *et al;* 1998). Os principais factores contributivos são discutidos abaixo e incluem o stress oxidativo, a sobrecarga de cálcio, a abertura do poro de transição da permeabilidade mitocondrial (MPTP) e a hipercontratura (Yellowe e Hausenloy2007). A existência de lesão letal de reperfusão miocárdica foi inferida tanto em modelos experimentais de enfarte como em doentes com STEMI pela observação de que intervenções terapêuticas aplicadas apenas no início da reperfusão miocárdica reduziram o tamanho do enfarte em 40%-50% (Yellowe e Hausenloy 2007). Esta observação sugere que a lesão letal de reperfusão miocárdica pode ser responsável por até 50% do tamanho final do IM. A lesão letal de reperfusão miocárdica atenua todos os benefícios da reperfusão miocárdica em termos de redução do tamanho do IM e, portanto, representa um alvo importante para a cardioprotecção em doentes com ICPP. No entanto, não existe atualmente nenhuma terapêutica eficaz para reduzir a lesão letal de reperfusão miocárdica em doentes submetidos a ICPP.

Mediadores da lesão de reperfusão do miocárdio

Estudos experimentais identificaram vários factores críticos que actuam em conjunto para mediar os efeitos prejudiciais da lesão de reperfusão do miocárdio.

Stress oxidativo: Nos primeiros minutos de reperfusão do miocárdio, uma explosão de stress oxidativo (Hearse *et al;* 1973, Zweier *et al;* 1987) é produzida por uma variedade de fontes. Este stress oxidativo prejudicial medeia a lesão miocárdica e a morte dos cardiomiócitos através de uma série de mecanismos diferentes. Com base nestas observações, a terapia antioxidante foi naturalmente considerada como uma opção adequada para prevenir esta lesão. No entanto, tanto em estudos experimentais como clínicos, a administração de terapêutica antioxidante no início da reperfusão miocárdica tem apresentado resultados díspares. A razão para este facto pode dever-se, em parte, à incapacidade de o antioxidante entrar na célula. A este respeito, a descoberta de antioxidantes específicos da mitocôndria pode ser mais eficaz (Smith *et al;* 2011).

A sobrecarga de Ca2+ intracelular e mitocondrial começa durante a isquémia aguda do miocárdio e é exacerbada no momento da reperfusão do miocárdio devido à rutura da membrana plasmática, aos danos induzidos pelo stress oxidativo no retículo sarcoplasmático e à reenergização mitocondrial. A reenergização mitocondrial permite a recuperação do potencial de membrana mitocondrial que impulsiona a entrada de Ca2+ nas mitocôndrias através do uniporter mitocondrial de Ca2+ e subsequentemente induz a abertura do MPTP. Estudos experimentais demonstraram que antagonistas farmacológicos do canal de Ca2+ sarcolemal (Herzog *et al;* 1997) ou do uniporter de Ca2+ mitocondrial (Zweier *et al;* 1987), administrados no início da reperfusão miocárdica, reduzem o tamanho do IM em até 50%. No entanto, nem todos os estudos experimentais com esta estratégia terapêutica foram positivos. Estudos clínicos com bloqueadores dos canais de cálcio administrados no início da reperfusão miocárdica não mostraram resultados benéficos (Bar *et al;* 2006). A recente identificação do uniporter mitocondrial de Ca2+ (De *et al;* 2011) pode resultar na descoberta de uma nova classe de inibidores específicos para o tratamento da lesão letal de reperfusão miocárdica.

Durante a isquemia miocárdica aguda, o pH intracelular diminui para menos de 7,0, enquanto que, na reperfusão, o pH fisiológico é rapidamente restaurado pelo washout do lactato e pela ativação do permutador Na+-H+ e do simportador Na+-HCO-. Esta alteração do pH contribui para a morte dos cardiomiócitos na lesão letal de reperfusão do miocárdio (Lamasters *et al;* 1996), permitindo a abertura do MPTP e a hipercontracção do rigor dos cardiomiócitos nos primeiros minutos de reperfusão. A reperfusão de corações isquémicos de animais com um tampão ácido pode reduzir o tamanho do enfarte (Quin *et al;* 1997). Assim, uma potencial estratégia de tratamento para prevenir a lesão letal de reperfusão do miocárdio seria retardar a normalização do pH fisiológico no momento da reperfusão do miocárdio, o que pode ser conseguido através da inibição farmacológica do permutador Na+-H+ (Avkiran e Marber 2002) ou retardando o processo de reperfusão do miocárdio, como no caso do pós-condicionamento isquémico (IPost) (Fujita *et al;* 2007), que foi designado por Cohen e Downey como "a hipótese do pH" (Cohen *et al;* 2007).

O MPTP: um alvo importante para a cardioprotecção. Muitos dos defensores da lesão de reperfusão miocárdica acima parecem convergir para o MPTP. O MPTP é um canal não seletivo da membrana mitocondrial interna, cuja abertura resulta em despolarização da membrana mitocondrial e desacoplamento da fosforilação oxidativa, levando à depleção de ATP e morte celular (Hausenloy e Yellon 2003, Heusch *et al;* 2010). No contexto da IRI aguda do miocárdio, foi demonstrado que a MPTP permanece fechada durante a isquémia e só abre na reperfusão em resposta à sobrecarga mitocondrial de Ca2+ e fosfato, ao stress oxidativo e à depleção relativa de ATP, e à rápida correção do pH (Griffiths e Halesrtap 1995). Assim, a prevenção da abertura da MPTP no momento da reperfusão através da administração de inibidores conhecidos da MPTP (como o imunossupressor ciclosporina A) no início da reperfusão do miocárdio foi relatada em estudos experimentais para reduzir o tamanho do enfarte do miocárdio em 40%-50% em modelos de enfarte do miocárdio de pequenos e grandes animais (Hausenloy *et al;* 2002, Hausenloy *et al;* 2003, Argaud *et al;* 2005,Skyschally *et al;* 2010,) e protege as trabéculas auriculares humanas sujeitas a IRI simulado (Shamuganathan *et al;* 2005). Como tal, o MPTP constitui um importante alvo terapêutico para prevenir a lesão letal de reperfusão do miocárdio.

Inflamação: Mediador culpado ou espetador inocente. Não é claro se a resposta inflamatória que acompanha um enfarte agudo do miocárdio contribui para a patogénese da lesão letal de reperfusão do miocárdio ou se é uma reação à lesão aguda do miocárdio (Vinten-Johan *et al;* 2004). Embora estudos experimentais tenham reportado uma redução significativa do enfarte do miocárdio com estratégias terapêuticas desenhadas para inibir o processo inflamatório no momento da reperfusão miocárdica, utilizando anticorpos contra moléculas de adesão celular (Hayward *et al;* 1999,Ma *et al;* 1991, Zhao *et al;* 1997,) e a inibição da ativação do complemento (Vakeva et al; 1998), os estudos clínicos correspondentes utilizando esta abordagem terapêutica têm sido largamente negativos (Granger *et al;* 2003,Armstrong *et al;* 2007, Atar *et al;* 2009).

Lesão de reperfusão miocárdica tardia: ampliando a janela de cardioproteção. Todos os estimuladores da lesão de reperfusão miocárdica descritos anteriormente parecem atuar nos primeiros minutos de reperfusão miocárdica, proporcionando uma janela estreita para a redução do tamanho do enfarte em doentes com ICPP. No entanto, vários outros processos importantes, como a apoptose e a inflamação, que também são iniciados durante a isquémia e continuam durante várias horas na reperfusão, podem contribuir para o desenvolvimento da lesão letal de reperfusão do miocárdio. Estas vias contribuem para uma potencial segunda janela terapêutica para reduzir o tamanho do enfarte do miocárdio, mesmo muito depois de ter ocorrido a reperfusão do miocárdio. Consistentes com esta proposta estão os dados experimentais que demonstram um aumento do tamanho do enfarte à medida que o tempo de reperfusão avança, sugerindo uma frente de onda de lesão de reperfusão que progride com o tempo (Yellon e Hausenloy 2007, Rochite *et al;* 1998, Zhao *et al;* 2000). No entanto, esta é uma área de investigação controversa, e alguns estudos experimentais não conseguiram demonstrar um aumento do tamanho do enfarte com o tempo de reperfusão (Ytrehus *et al;* 1994).

Vários estudos experimentais relataram que a administração de agentes cardioprotectores como a eritropoietina (anti-apoptótica) (Gao *et al;* 2007), inibidores de PI3K-$\gamma\delta$ (anti-inflamatórios) (Doukas *et al;* 2006), oxigénio aquoso intracoronário (Spears *et al;* 2006), e IPost (antiapoptótico e anti-inflamatório) (Roubille *etal;* 2011) de 30 minutos a 24 horas após a reperfusão miocárdica podem ainda limitar o tamanho do enfarte agudo do miocárdio às 72 horas. A existência desta janela terapêutica em doentes com EAMcST submetidos a ICPP é de grande interesse investigacional, uma vez que tal janela permitiria a administração de uma intervenção cardioprotectora algumas horas após o procedimento de ICPP. Esta área de investigação ainda está a dar os primeiros passos, mas pode sugerir ou fornecer uma janela terapêutica adicional para ser administrada tardiamente na fase de reperfusão.

CONCLUSÃO

Esta revisão mostrou, portanto, que a isquémia miocárdica tem consequências metabólicas importantes que fazem com que os miócitos deixem de bater. A incapacidade de gerar fosfato de alta energia adequado leva a danos celulares, primeiro reversíveis e depois irreversíveis. Para minimizar os efeitos da isquémia durante a cardioplegia, pode ser possível fornecer substâncias metabólicas ou reduzir a taxa de reacções metabólicas através da diminuição da temperatura do coração.

7.5 REFERÊNCIAS

Armiger LC, Gavin JB. (1975) Alterações na microvasculatura do miocárdio isquémico e enfartado. *Lab invest* **33**: 51 - 56

Armstrong PW, *et al.* (2007) Pexelizumab for acute ST-elevation myocardial infarction in patients undergoing primary percutaneous coronary intervention: a randomized controlled trial. *JAMA.* **297**(1):43-51.

Atar D, *et al;* (2009) Effect of intravenous FX06 as an adjunct to primary percutaneous coronary intervention for acute ST- segment elevation myocardial infarction results of the *F.I.R.E. EFX.***53**(8):720-729.

Avkiran M, Marber MS. (2002)Na(+)/H(+) exchange inhibitors for cardioprotective therapy: progress, problems and prospects. *J Am Coll*

Cardiol. **39**(5):747-753.

Argaud L, *et al;*(2005)A inibição específica da transição da permeabilidade mitocondrial previne a lesão letal de reperfusão. *J Mol Cell Cardiol.***38**(2):367-374.

Babbs CF. (1988) Uma lesão de reperfusão do tecido pós-isquémico. *Ann Emerg Med* **17**: 1148 - 57.

Bar FW, *et al;*(2006) Resultados do primeiro estudo clínico de CAldaret (MCC-135) como adjuvante em doentes submetidos a intervenção coronária percutânea primária para enfarte do miocárdio com elevação do segmento ST: o estudo multicêntrico aleatório CASTEMI. *Eur Heart J.* **27**(21):2516-2523.

Benard R, Corday E, Eliasch H, Gonin A, Hiait R, Nikilaeva LF (1979) Nomenclatura e critérios de diagnóstico da cardiopatia isquémica. Relatório da Sociedade Internacional Conjunta e da Federação de Cardiologia. Grupo de trabalho da Organização Mundial de Saúde sobre a normalização da nomenclatura clínica. *Circulation* **59**(3): 607 - 9.

Braasch W, Gudbjarnason S, Puri PS, Ravens KG Bing RJ. (1968) Alterações precoces no metabolismo energético no miocárdio após oclusão aguda da artéria coronária em cães anestesiados.*Circ Res.***23**: 429 - 38.

Braunwald E, Kloner RA. (1985)Myocardial reperfusion: a doubleedged sword? *J Clin Invest.***76**(5):1713-1719.

Bogaert J, Kalantzi M, Rademakers FE, Dymarkowski S, Janssens S. (2007) Determinantes e impacto da obstrução microvascular no enfarte do miocárdio com supradesnivelamento do segmento ST reperfundido com sucesso. *Eur Radiol.***17**(10):2572-2580.

Buja LM, Willerson JT. (1981) Anomalias da regulação do volume e da integridade da membrana em fatias de tecido do miocárdio após lesão isquémica precoce no cão: efeitos do manitol, polietilenoglicol e propranolol. *Am J Pathol* **103**: 79 - 95.

Carter G, gavin JB. (1986) Morphological changes in endorcardium subjected to global ischaemia.*Basic Res Caardiol* **81**: 465 - 472.

Cohen MV, Yang XM, Downey JM. (2007) A hipótese do pH no pós-condicionamento: a reperfusão staccato reintroduz o oxigénio

e   perpetua a acidose miocárdica. *Circulation.* **115**(14):1895-1903.

Doukas J, *et al;*(2006)Phosphoinositide 3-kinase gamma/delta inhibition limits infarct size after myocardial ischemia/reperfusion injury. *Proc Natl Acad Sci U SA.***103**(52):19866-19871.

De SD, Raffaello A, Teardo E, Szabo I, Rizzuto R. (2011) Uma proteína de quarenta quilodalton da membrana interna é o uniporter de cálcio mitocondrial. *Nature.* **476**(7360):336-340.

Fujita M, *et al;* (2007) A acidose transitória prolongada durante a reperfusão precoce contribui para os efeitos cardioprotectores do pós-condicionamento. *Am J Physiol HeartCirc Physiol.* **292**(4):H2004-H2008.

Ganote CE, Angelo J, Satavi S, Kaltenbach JP, (1982) Proteção contra lesões hipóxicas irreversíveis por cardiolegia de potássio e efeitos de hipotermia na contratura, morfologia e libertação da enzima O2-.*J Mol Cell Cardiol* **14**: 587 - 99.

Granger DN, Hollwarth MEE, Parks DA. (1986) Ischaemia- reperfusion injury: role of oxygen derived free radicals. *Alu Physiol Scund* (Supp) **548**: 47 - 63.

Granger CB, *et al;* (2003) Pexelizumab, um anticorpo anti-C5 do complemento, como terapia adjunta à intervenção coronária percutânea primária no enfarte agudo do miocárdio: o ensaio COMplement inhibition in Myocardial infarction treated with Angioplasty (COMMA). *Circulation.***108**(10):1184-1190.

Gao E, Boucher M, Chuprun JK, Zhou RH, Eckhart AD, Koch WJ. (2007) Darbepoetin alfa, um análogo da eritropoietina de ação prolongada, oferece uma cardioprotecção nova e retardada para o coração isquémico.

Am J Physiol Heart Circ Physiol. **293**(1):H60-H68.

Ganame J, *et al;(* 2009) Impact of myocardial haemorrhage on left ventricular function and remodelling in patients with reperfused acute myocardial infarction. *Eur Heart J.* **30**(12):1440-1449.

Griffiths EJ, Halestrap AP. (1995) Mitochondrial non-specific pores remain closed during cardiac ischaemia, but open upon reperfusion. *Biochem J.* **307**(pt 1):93-98.

Hugenholtz PG. (1988) Reperfundir ou não reperfundir, qual é a questão? J *Mol Cell Cardiol* **20**: 367 - 69.

Hausenloy DJ, Yellon DM.(2003) The mitochondrial permeability transition pore: its fundamental role in mediating cell death during ischaemia and reperfusion. J *Mol Cell Cardiol.* **35**(4):339-341.

Hausenloy DJ, Maddock HL, Baxter GF, Yellon DM. (2002) Inibição da abertura do poro de transição da permeabilidade mitocondrial: um novo paradigma para o pré-condicionamento do miocárdio? *Cardiovasc Res.* **55**(3):534-543.

Hausenloy DJ, Duchen MR, Yellon DM.(2003) Inhibiting mitochondrial permeability transition pore opening at reperfusion protects against ischaemia-reperfusion injury. *Cardiovasc Res.* **60**(3):617-625.

Hayward R, Campbell B, Shin YK, Scalia R, Lefer AM. (1999) Recombinant soluble P-selectin glycoprotein ligand-1 protects against myocardial ischemic reperfusion injury in cats. *Cardiovasc Res.* **41**(1):65-76.

Heusch G, Boengler K, Schulz R. (2010) Inibição da abertura do poro de transição da permeabilidade mitocondrial: o Santo Graal da cardioprotecção. *Basic Res Cardiol.***105**(2):151-154.

Heusch G, *et al;*(2009)Coronary microembolization: from bedside to bench and back to bedside. *Circulation.* **120**(18):1822-1836.

Hombach V, *et al;*(2005)Sequelae of acute myocardial infarction regarding cardiac structure and function and their prognostic significance as assessed by magnetic resonance imaging. *Eur Heart J.***26**(6):549-557.

Herzog WR, Vogel RA, Schlossberg ML, Edenbaum LR, Scott HJ, Serebruany VL.(1997) Short-term low dose intracoronary diltiazem administered at the onset of reperfusion reduces myocardial infarct size. *Int J Cardiol.* **59**(1):21-27.

Hearse DJ, Tosaki A. (1987) Radicais livres e arritmias induzidas por reperfusão: proteção pelo agente de armadilha de spin PBN no coração de rato. *Circ Res.***60**(3):375-383.

Hearse DJ, Humphrey SM, Chain EB.(1973)Abrupt reoxygenation of the anoxic potassium-arrested perfused rat heart: a study of myocardial enzyme release. *J MolCell Cardiol.***5**(4):395-407.

Jennings RB, Reimer KA, Steenbergen C. (1986) Myocardial ischaemia revisited.The osmolar load, membrane damage, and reperfusion.*Journal ofmolecular and cellular Cardiology* **18**: 769 - 780.

Ito H. (2006) No-reflow phenomenon and prognosis in patients with acute myocardial infarction. *Nat Clin Pract Cardiovasc Med.* **3**(9):499-506.

Ito H, *et al;*(1992)Ausência de perfusão miocárdica imediatamente após trombólise bem sucedida.Um preditor de má recuperação da função ventricular esquerda no enfarte do miocárdio anterior. *Circulation.* **85** (5):1699-1705.

Ito H, *et al;* (1996) Clinical implications of the 'no reflow' phenomenon.A predictor of complications and left ventricular remodeling in reperfused anterior wall myocardial infarction.*Circulation.***93**(2):223-228.

Iwakura K, *et al;*(1996)Alternância no padrão de velocidade do fluxo sanguíneo coronário em pacientes com infarto agudo do miocárdio sem refluxo e reperfundido. *Circulation.* **94**(6):1269-1275.

Jennings RB, Reimer KA, (1981a) Lethal myocardial ischaemic injury.*Am JPathol* **102**: 241 - 55.

Jennings RB, Reimer KA, Steenbergen C. (1985) Nucleotide metabolism and cellular damage in myocardial ischaemia. *Ann Rev Physiol* **47**: 727 - 49

Jennings RB, Hawkins HK, Lowe JE, Hill ML, Klotman S, Reimer KA. (1978)Relação entre o fosfato de alta energia e a lesão letal na isquémia do miocárdio no cão.*Am J Pathol* **92**: 187 - 214.

Jennings RB, Schapper J, Hill ML,Steenbergen C.Reimer KA.(1985) Efeito da reperfusão tardia na fase de lesão isquémica reversível nas alterações do volume celular, electrólitos, metabolitos e ultra-estrutura *Circ Res* **56**: 262 - 78.

Jennings RB, Hawkins HK.Ultrastructural changes of acute myocardial ischaemia in: Degradative processes in heart and Skeletal muscle, K Wildenthal (Ed) 1980. New York: Elsevier pp. 295 - 346.

Jennings RB, Reimer KA, Jones RN, Peyton RB. High energy phosphates, anaerobic glycolysis and irreversibility in ischaemia.In; Myocardial ischaemia. JJ Sptizer (Ed) 1983. New York Plenun Publishing Corp pp 403 - 419.

Jennings RB, Reimer KA, Tatum AH (1983) Pathobiology of acute myocardial ischaemia: metabolic, functional and ultrastructural studies. *Am J Cardiol* **52**: 7A -81A.

Jennings FBSteenbergen C. Kinney RB, Hill ML Reimer KA.(1983) Comparison of the effect of ischaemia and anoxia on the sarcolemm of the dog heart. *Eur HeartJ* **4**(Suppl H): 123 - 37.

Kloner RA Ellis SG, Carlson NV, Braunwald E. (1983) Reperfusão coronária no tratamento do enfarte agudo do miocárdio: disfunção ventricular pós-isquémica. *Cardiologia* **70**: 233 - 46.

Kloner RA, Bolli R, Marban E, Reinlib L, Braunwald E.(1998) Medical and cellular implications of stunning, hibernation, and preconditioning: an NHLBI workshop. *Circulation.* **97**(18):1848-1867.

Kubler W,Spleckermann PG(1970) Regulation of glycolysis in the ischaemic and anoxic myocardium. *J Mol Cell Cardiol* **1**: 351 - 77.

Krug A, Du Mesnil de Rochement R, Korb G. (1966) Blood supply of the myocardium after temporary coronary oclusion. *Circ Res.***19**(1):57-62.

Kleinbongard P, *et al;* (2011) Potencial vasoconstritor do aspirado coronário de pacientes submetidos a stenting de pontes aortocoronárias de veia safena e sua atenuação farmacológica.*Circ Res.* **108**(3):344-352.

Luo AK, Wu KC. (2006) Imagiologia da obstrução microvascular e seu significado clínico após enfarte agudo do miocárdio. *Heart Fail Rev.* **11**(4):305-312.

Lund GK, *et al;*(2007)Previsão da remodelação do ventrículo esquerdo e análise da reabsorção do enfarte em doentes com enfartes do miocárdio reperfundidos utilizando imagens de RM com contraste. *Radiology.* **245**(1):95-102.

Lemasters JJ, *et al;*(1996)The pH paradox in ischemia-reperfusion injury to cardiac myocytes. *EXS.***76**:99-114.

MacDonagh PF. (1983) O papel da microcirculação coronária na recuperação do miocárdio após isquémia. *The yale J Biol Med* **56**: 303 11

Ma XL, Tsao PS, Lefer AM.(1991)Antibody to CD-18 exerce efeitos protectores endoteliais e cardíacos na isquemia e reperfusão do miocárdio. *J Clin Invest.* **88**(4):1237-1243.

Miyamae M, Camacho SA, Weiner MW, Figueredo VM. (1996) A atenuação da lesão de reperfusão pós-isquémica está relacionada com a prevenção da sobrecarga de [Ca2+]m em corações de ratos. *Am J Physiol.* **271**(5 pt 2):H2145-H2153.

Nevalainen TJ Armiger LC, Gavin JB (1986).Effects of ischaemia on vasculature.*J Mol Cell Cardiol proceedings papers.* **18**: (Suppl): 7 - 10.

Norris RM. Seminários Internacionais de Medicina Cardiovascular. Myocardial infarction. Its presentation, pathogenesis and treatment. 1ª ed. 1982 Churchill Livingstone.

Piper HM, Garcia-Dorado D, Ovize M. (1998) A fresh look at reperfusion injury. *Cardiovasc Res.***38**(2):291-300.

Qian T, Nieminen AL, Herman B, Lemasters JJ. (1997) Mitochondrial permeability transition in pH-dependent reperfusion injury to rat hepatocytes. *Am J Physiol.* **273**(6 pt 1):C1783-C1792.

Reimer KA, Lowe JE, Rasmussen MM, Jennings RB. (1977) O fenómeno de frente de onda da morte celular isquémica. 1. Tamanho do enfarte do miocárdio versus duração da oclusão coronária em cães. *Circulation.* **56**(5):786-794.

Reimer KA, Jennings RB. (1979) The "wavefront phenomenon" of myocardial ischaemic cell death 11.Transmural progression of necrosis within the framework of ischaemic bed size (myocardium at risk) and collateral flow. *Lab Invest 40:* 633 - 644.

Rochitte CE, *et al;* (1998) Magnitude e evolução temporal da obstrução microvascular e da lesão tecidular após enfarte agudo do miocárdio. *Circulation.**98**(10):1006-1014.

Roubille F, *et al;*(2011)Delayed postconditioning in the mouse heart in vivo. *Circulation.**124**(12):1330-1336.

Spears JR, Prcevski P, Jiang A, Brereton GJ, Vander HR. (2006) A perfusão intracoronária de oxigénio aquoso, realizada 24 horas após o início da reperfusão pós-infarto, reduz experimentalmente o tamanho do enfarte e melhora a função ventricular esquerda. *Int J Cardiol.**113**(3):371-375.

Schofer J, Montz R, Mathey DG. (1985) Evidência cintigráfica do fenómeno "no reflow" em seres humanos após trombólise coronária. *J*

Am Coll Cardiol.5(3):593-598.

Smith RA, Hartley RC, Murphy MP.(2011) Mitochondria-targeted small molecule therapeutics and probes. Antioxid Redox Signal. *15*(12):3021-3038.

Skyschally A, Schulz R, Heusch G (2010). A ciclosporina A na reperfusão reduz o tamanho do enfarte em porcos. *Cardiovasc Drugs Ther.24*(1):85-87.

Shanmuganathan S, Hausenloy DJ, Duchen MR, Yellon DM. (2005)Mitochondrial permeability transition pore as a target for cardioprotection in the human heart. *Am J Physiol Heart Circ Physiol.* **289**(1):H237-H242.

Vinten-Johansen J. (2004) Involvement of neutrophils in the pathogenesis of lethal myocardial reperfusion injury. *Cardiovasc Res.***61**(3):481-497.

Vakeva AP, Agah A, Rollins SA, Matis LA, Li L, Stahl GL. (1998) Enfarte do miocárdio e apoptose após isquemia e reperfusão do miocárdio: papel dos componentes terminais do complemento e inibição por terapia anti-C5. *Circulation.* **97**(22):2259- 2267.

Werns SW, Shea MJ, Luchesi BR. (1986) Free radicals and myocardial injury: Pharmacotologic implications.*Circulation* **74**: 1 - 5.

Wu KC, *et al;*(1998)Significado prognóstico da obstrução microvascular por ressonância magnética em pacientes com infarto agudo do miocárdio. *Circulation.* **97**(8):765-772.

Yellon DM, Hausenloy DJ.(2007) Myocardial reperfusion injury. *N Engl J Med.* **357**(11):1121-1135.

Ytrehus K, *et al;* (1994) Infarto do coração de ratos e coelhos: efeitos da anestesia, perfusato, zona de risco e método de dimensionamento do infarto. *Am J Physiol.* **267**(6 pt 2):H2383-H2390.

Zhao ZQ, *et al;* (2000) Dynamic progression of contractile and endothelial dysfunction and infarct extension in the late phase of reperfusion. *J Surg Res.* **94**(2):133-144.

Zhao ZQ, Lefer DJ, Sato H, Hart KK, Jefforda PR, Vinten-Johansen J. (1997) Monoclonal antibody to ICAM-1 preserves postischemic blood flow and reduces infarct size after ischemia-reperfusion in rabbit. *J Leukoc Biol.* **62**(3):292-300.

Zweier JL, Flaherty JT, Weisfeldt ML. (1987) Direct measurement of free radical generation following reperfusion of ischemic myocardium. *Proc Natl Acad Sci U SA.* **84**(5):1404-1407.

CAPÍTULO 8

8.1 A PROTECÇÃO DO CORAÇÃO PELO L- ASPARTATO DURANTE A ISQUÉMIA E A REINTRODUÇÃO DE OXIGÉNIO

8.2 RESUMO

Décadas de investigação sobre estratégias que podem reduzir os efeitos nocivos da doença isquémica do coração levaram à identificação de numerosos alvos terapêuticos pré-clínicos.

Quando o coração fica isquémico e é conservado durante algum tempo à espera de transplante, é normalmente submetido a uma solução cardioplégica hipotérmica suplementada com substâncias químicas. O objetivo é impedir o coração de bater e conservar energia. O aspartato é uma das substâncias químicas que se descobriu ter esse efeito protetor. O sistema experimental utilizado por Choong e Gavin (1990) mede a recuperação da função ventricular esquerda e é conveniente para a avaliação inicial e comparação de várias modificações dos protocolos de cardioplegia e armazenamento. Utilizaram-no para demonstrar que a adição de L-aspartato ao STH aumentará de 8 para 10 horas o intervalo de armazenamento a frio simples que é seguido por uma recuperação virtualmente completa da função ventricular esquerda. O seu estudo demonstrou que, quando o STH é continuamente perfundido a uma taxa baixa, a adição de aspartato permite que o armazenamento seguro seja prolongado até 20 horas. Após esse intervalo, metade dos corações tratados apenas com STH não conseguiu gerar qualquer débito aórtico contra uma carga posterior de 100 cm H2O (Choong e Gavin, 1990). Outros estudos também investigaram o efeito protetor do aspartato quando suplementado com solução cardioplégica.

Palavras-chave: Aspartato, Isquémia, Reperfusão, Cardioplegia, Coração e Miocárdio.

8.3 INTRODUÇÃO

O tratamento eficaz do enfarte agudo do miocárdio (EAM) envolve a rápida reperfusão do miocárdio isquémico; no entanto, a reperfusão pode, paradoxalmente, levar a mais danos no miocárdio, conhecidos como lesão de isquémia-reperfusão (IRI) [Chambers e Fallout 2010]. Após a reperfusão, o miocárdio agudamente isquémico é sujeito a várias alterações bioquímicas e metabólicas rápidas, incluindo a geração de espécies reactivas de oxigénio, a sobrecarga de Ca2+ intracelular e o rápido restabelecimento do pH fisiológico, que interagem para mediar a morte dos cardiomiócitos através da abertura do poro de transição da permeabilidade mitocondrial (mPTP) [[Chambers and Fallout 2010].

A lesão isquémica e, eventualmente, a lesão de reperfusão também podem afetar o coração quando o seu fornecimento de sangue é interrompido por razões cirúrgicas, por exemplo, no coração de um dador excisado que aguarda transplante ou quando o coração é parado para permitir uma cirurgia de coração aberto. Estes corações são normalmente perfundidos com uma solução cardioplégica que interrompe o batimento cardíaco, conservando assim os metabolitos de alta energia e reduzindo a taxa de lesão isquémica. A melhoria da cardioplegia, que permitiria intervalos mais longos de armazenamento seguro, aumentaria o número de corações de dadores e, consequentemente, a disponibilidade de transplantes cardíacos. Do mesmo modo, períodos mais longos de paragem cardíaca in situ permitiriam a realização de cirurgias cardíacas mais complexas com menor risco de lesão isquémica.

Thomas' Hospital (STH. Hearse *et al;* 1981), que foi desenvolvida com base na sua capacidade de permitir que corações isolados de ratos recuperassem a função de bomba cardíaca após intervalos de paragem cardíaca normotérmica (370C) ou hipotérmica ligeira (200C) (Hearse *et al;* 1976). É uma solução relativamente simples que se assemelha ao fluido extracelular, na medida em que contém concentrações relativamente elevadas de iões de sódio, potássio, magnésio e cálcio em tampão de bicarbonato. No entanto, não contém quaisquer substratos metabólicos que possam aumentar o metabolismo energético durante ou após a paragem cardíaca.

8.4 A REVISÃO DA LITERATURA

A ideia de proteger o coração do insulto isquémico durante a cirurgia cardíaca para permitir a paragem cardíaca electiva é tão antiga como a própria ideia de cirurgia cardíaca. O padrão-ouro atual na rotina clínica é um regime de potássio elevado adicionado a soluções cardioplégicas cristalóides ou sanguíneas para induzir a paragem despolarizada. As actuais alterações demográficas dos doentes, com doentes cada vez mais idosos e comórbidos, e o aumento da complexidade dos casos, com corações cada vez mais anormais do ponto de vista estrutural como correlato morfológico, juntamente com as evoluções na cirurgia cardíaca pediátrica, que permitem procedimentos mais complexos do que nunca, redefinem os requisitos para a cardioprotecção.

Muitos regimes, em parte contraditórios, para proteger o miocárdio de insultos isquémicos entraram na rotina clínica; no entanto, a recuperação funcional do coração é ainda frequentemente prejudicada devido a lesões de perfusão. O dano de reperfusão miocárdica é um determinante chave da recuperação funcional do órgão pós-operatório, morbidade e mortalidade em pacientes adultos e pediátricos.

Existe uma discrepância entre o que as actuais estrategias de proteção são capazes de fazer e o que se espera que façam numa comunidade de cirurgia cardíaca em rápida mudança. Uma maior compreensão dos intervenientes moleculares da lesão de isquémia-reperfusão oferece sementes potenciais para novos regimes cardioprotectores e pode deslocar ainda mais os limites do que é tecnicamente viável.

Na maioria das intervenções cirúrgicas cardíacas, a paragem do coração é inevitável, sendo a perfusão arterial sistémica e a oxigenação transferidas para uma máquina coração-pulmão. Até aos dias de hoje, a paragem cardioplégica continua a ser o padrão de ouro da cardioprotecção e requer uma solução rica em potássio que leva o coração a uma paragem despolarizada (Cancer web). Apesar da sua utilização quase universal, a cardioplegia, na sua forma atual, está associada a potenciais desvantagens que tornam estes regimes cardioprotectores uma escolha menos que óptima em determinadas situações clínicas e em determinados grupos de doentes. 25Como os idosos representam a população demográfica de mais rápido crescimento nos países industrializados, a proporção de pacientes idosos sendo avaliados para cirurgia cardíaca só deve aumentar (a idade média dos pacientes cirúrgicos cardíacos aumentou de 55,8 anos para 68,8 anos no decorrer da última década (Geissler e Mehlhorn 1993). Em geral, os idosos representam uma população de doentes com comorbilidade e com maior risco perioperatório. Os factores que influenciam o risco operatório incluem idade >70 anos, sexo feminino, insuficiência renal, arteriopatia extracardíaca, doença pulmonar crónica, hipertensão pulmonar, diabetes insulino-dependente, NYHA III/IV e fração de ejeção <50%. Isto é especialmente importante à luz da atual mudança no campo da cardiologia de intervenção, que oferece abordagens guiadas por cateter a uma coorte de doentes cada vez maior, provocando uma mudança na cirurgia cardíaca, que deixa de ser um procedimento "simples" isolado e passa a ter intervenções mais complexas, por vezes em pessoas muito idosas e gravemente doentes [Cancer web, Geissler e Mehlhorn 1993].

Este aumento da complexidade dos casos numa população de doentes em mudança é especialmente relevante para os doentes com ventrículos comprometidos associados a hipertrofia ventricular esquerda (HVE) e insuficiência cardíaca, em que é geralmente reconhecido que os métodos actuais de proteção do miocárdio são inadequados. A HVE aumenta a carga de trabalho do miocárdio e torna os corações hipertróficos mais susceptíveis à lesão isquémica [Hensely e Martin 1995] e a uma recuperação pós-operatória deficiente. Para desenvolver novas abordagens no sentido de regimes cardioprotectores inovadores, é cada vez mais importante compreender os agentes fisiopatológicos e moleculares da isquemia como um fenómeno duplo em que a lesão isquémica é apenas parte da verdade e a lesão de reperfusão subsequente tem o potencial de ultrapassar largamente o insulto isquémico primário [Berne e Levy 1993].A lesão de reperfusão do miocárdio após paragem isquémica cardioplégica é um fator determinante da recuperação funcional dos órgãos no pós-operatório, da morbilidade e da mortalidade em doentes adultos e pediátricos submetidos a cirurgia de coração aberto e tem o potencial de causar uma recuperação prolongada dos órgãos, atordoamento do miocárdio e enfarte agudo do miocárdio.Este artigo revê e compara os regimes clínicos actuais de cardioprotecção através da indução electiva de isquemia global e chama a atenção para potenciais vias para abordagens terapêuticas inovadoras com potencial de aplicação translacional em futuros ensaios clínicos, destacando assim a gestão da lesão de reperfusão isquémica como um dogma central.

Fisiologia

A solução cardioplégica é o meio pelo qual o miocárdio isquémico é protegido da morte celular. Isto é conseguido reduzindo o metabolismo do miocárdio através de uma redução da carga de trabalho cardíaco e da utilização de hipotermia.

Quimicamente, a elevada concentração de potássio presente na maioria das soluções cardioplégicas diminui o potencial de repouso da membrana das células cardíacas. O potencial de repouso normal dos miócitos ventriculares é de aproximadamente -90Mv. Quando a cardioplegia extracelular desloca o sangue que envolve os miócitos, a voltagem da membrana torna-se menos negativa e a célula despolariza-se mais rapidamente. A despolarização provoca contração, o cálcio intracelular é sequestrado pelo retículo sarcoplasmático através de bombas de Ca2+ dependentes de ATP e a célula relaxa (diástole). No entanto, a elevada concentração de potássio da cardioplegia extracelular impede a repolarização. O potencial de repouso no miocárdio ventricular é de cerca de -84mV a uma concentração extracelular de K+ de 5,4 mmol/l. O aumento da concentração de K+ para 16,2 mmol/l eleva o potencial de repouso para -60mV, um nível em que as fibras musculares são inexcitáveis a estímulos normais. Quando o potencial de repouso se aproxima de -50mV, os canais de sódio são inactivados, resultando numa paragem diastólica da atividade cardíaca (Hensely e Martin 1995). As portas de inativação da membrana, ou portas h Na+, são dependentes da voltagem. Quanto menos negativa for a voltagem da membrana, maior será o número de portas h que tendem a fechar-se. Se a despolarização parcial for produzida por um processo gradual, como a elevação do nível de K+ extracelular, as portas têm tempo suficiente para se fecharem e, assim, inactivarem alguns dos canais de Na+. Quando a célula é parcialmente despolarizada, muitos dos canais de Na+ já estão inactivados e apenas uma fração desses canais está disponível para conduzir a corrente de entrada de Na+ durante a despolarização de fase 0 (Berne e Levy 1993).

Curiosamente, a utilização de dois outros catiões, Na+ e Ca2+, também pode ser utilizada para parar o coração. Ao remover o Na+ extracelular do perfusato, o coração não baterá porque o potencial de ação depende dos iões Na+ extracelulares. No entanto, a remoção do Na+ não altera o potencial de membrana em repouso da célula. Da mesma forma, a remoção do Ca2+ extracelular resulta numa diminuição da força contrátil e numa eventual paragem na diástole. Um exemplo de uma solução com baixo [K+] e baixo [Na+] é o HTK (histidina-triptofano-cetoglutarato). Por outro lado, o aumento da concentração extracelular de Ca2+ aumenta a força contrátil. A elevação da concentração de Ca2+ a um nível suficientemente elevado resulta em paragem cardíaca em sístole. Este infeliz acontecimento irreversível é designado por "coração de pedra" ou rigor.

A hipotermia é o outro componente chave da maioria das estratégias cardioplégicas. É utilizada como mais um meio para diminuir ainda mais o metabolismo do miocárdio durante os períodos de isquemia. O cálculo permite que o consumo de oxigénio diminua 50% por cada 10 °C de redução da temperatura. Este efeito combinado com uma paragem cardíaca química pode reduzir o consumo de oxigénio do miocárdio (MV02) em 97% (Gravee *et al;* 1993).

A cardioplegia fria é administrada ao coração através da raiz da aorta. O fornecimento de sangue ao coração surge da raiz da aorta através da Cardioplegia em diástole assegura que o coração não gasta as valiosas reservas de energia (ATP-). O sangue é normalmente adicionado a esta solução em quantidades variáveis de 0-100%. O sangue actua como um tampão e também fornece nutrientes ao coração durante.

Uma vez terminado o procedimento nos vasos cardíacos (- cirurgia de revascularização do miocárdio) ou no interior do coração, como a correção de etc., a pinça transversal é retirada e o isolamento do coração é terminado, de modo a que o fornecimento normal de sangue ao coração seja restabelecido e o coração volte a bater.

O fluido frio (normalmente a 4 °C) assegura que o coração arrefece até uma temperatura aproximada de cerca de 15-20 °C, abrandando assim o metabolismo do coração e prevenindo, deste modo, danos no músculo cardíaco. Este facto é ainda reforçado pelo componente de cardioplegia, que é rico em potássio

Foi demonstrado que a adição de aspartato à STH (Choong *et al;* 1990) pode prolongar até 25% o intervalo para além do qual a recuperação total ainda é possível. No entanto, o mecanismo de ação do aspartato não é totalmente compreendido. Além disso, ainda não foi determinado se o aspartato teria alguma ação protetora se fosse fornecido ao miocárdio durante a reperfusão pós-isquémica, quando o coração está a reconstituir as suas reservas de energia esgotadas e quando podem ocorrer danos por reoxigenação.

Foi desenvolvida uma variedade de estratégias e, em graus variáveis, validadas experimentalmente, para minimizar os danos no miocárdio durante os períodos de isquémia cirúrgica. Estas incluem a paragem cardioplégica com K+ elevado ou procaína e a redução da temperatura para reduzir o consumo de energia, ou a adição de aspartato de glicose ou glutamato para aumentar os níveis de ATP.

Os aminoácidos glutamato, aspartato, arginina e ornitina podem conferir proteção ao miocárdio hipóxico ou isquémico do coelho (Rau *et al;* 1979). O tratamento com estes quatro aminoácidos resulta na acumulação citoplasmática de glutamato ou aspartato que, através da transminação e do vaivém malato-aspartato, são disponibilizados para a produção de ATP mitocondrial por uma via independente do oxigénio (Pisarenko *et al;* 1983a). A importância desta nova via e dos aminoácidos como fontes de energia anaetónica está ainda por definir (Pisarenko *et al;* 1983a).

Investigações efectuadas na Universidade de Auckland demonstraram experimentalmente que a adição de L-aspartato à solução cardioplégica n.º 2 do St. Thomas' Hospital (Plegisol) pode prolongar substancialmente o intervalo de armazenamento hipotérmico de corações de ratos explantados. Quando o aspartato estava presente na cardioplegia durante a perfusão contínua de baixo fluxo, reduziu significativamente a absorção de Na+ e Ca++ pelas células do miocárdio durante o armazenamento (Choong e Gavin 1990). Depois, durante a reperfusão subsequente, houve um aumento da síntese de CP e uma redução do declínio de ATP e GTP. Este efeito cardioprotector também se reflectiu numa redução dos danos ultra-estruturais evidentes de lesão após a reperfusão.

O sistema experimental utilizado por Choong e Gavin (1990) mede a recuperação da função ventricular esquerda e é conveniente para a avaliação inicial e comparação de várias modificações de cardioplegia e protocolos de armazenamento. Utilizaram-no para demonstrar que a adição de L-aspartato ao STH aumentará de 8 para 10 horas o intervalo de armazenamento a frio simples que é seguido por uma recuperação virtualmente completa da função ventricular esquerda. O seu estudo demonstrou que, quando o STH é continuamente perfundido a uma taxa baixa, a adição de aspartato permite que o armazenamento seguro seja prolongado até 20 horas. Após esse intervalo, metade dos corações tratados apenas com STH não conseguiram gerar qualquer débito aórtico contra uma carga posterior de 100 cm H2O (Choong e Gavin, 1990).

A técnica relativamente simples de perfusão hipotérmica em circuito fechado foi utilizada pela primeira vez por Protor e Parker (1968) para manter até 72 horas a viabilidade de corações isolados de cães, que foram depois avaliados pelo desempenho mecânico, atividade eléctrica e aspeto histológico. Estudos subsequentes demonstraram que a perfusão contínua de corações de animais de grande porte com soluções hiperosmolares oxigenadas durante 24 horas pode ser seguida de um transplante ortotópico bem sucedido (Copeland *et al;* 1973) e testes ex vivo Wicomb *et al;* (1982b) utilizaram clinicamente este sistema em quatro doentes submetidos a transplante heterotópico após armazenamento dos corações durante sete a 17 horas de tempo isquémico total a frio.

Guettaty *et al;* (1981) demonstraram que os corações caninos transplantados ortotopicamente 24 horas após paragem cardioplégica rápida e perfusão com uma solução de Krebs modificada eram capazes de suportar a circulação do recetor, bem como os enxertos armazenados sem perfusão durante menos de uma hora. As taxas de sobrevivência um dia depois foram comparáveis, 73% e 67%, respetivamente. No entanto, Copeland *et al;* (1973) demonstraram uma taxa de sobrevivência um pouco menor (30%) 24 horas após o transplante ortotópico de corações caninos perfundidos com uma solução semelhante durante o armazenamento por 24 horas.

Pausescu *et al;* (1978) relataram que corações caninos podem ser armazenados a frio por até 72 horas com preservação da função (avaliada por teste funcional parabiótico) e morfologia. Utilizaram perfusão contínua hipotérmica com um fluido complexo (cerca de 39 componentes), rico em aminoácidos, hidratos de carbono e ácidos carboxílicos. Postularam que a composição de aminoácidos era responsável por grande parte da melhoria da condição metabólica dos corações preservados. No entanto, a vantagem, se alguma, conferida pelos componentes individuais não foi determinada. Embora alguns tenham sugerido que a hipotermia ligeira (150C) é ideal para a paragem cardíaca isquémica (Coetzee *et al;* 1986), a maioria manteve as soluções de preservação e cardioplégicas a 40C (Ledingham *et al;* 1988; Gohra *et al;* 1989). A 250C, a necessidade metabólica do ventrículo esquerdo é de 0,43 ml/min/100g, mas a 50C ainda é de 0,13ml/min/100g (Bretchneider *et al;* 1975). Embora a hipotermia reduza as necessidades energéticas do coração, o oxigénio e os substratos metabólicos continuam a ser necessários para satisfazer as necessidades metabólicas basais.

A perfusão contínua, como no estudo de Choong *et al.* (1990), teria fornecido algum oxigénio juntamente com os substratos glucose e/ou aspartato e teria lavado os metabolitos produzidos no coração parado, protegendo-o assim de danos. No entanto, a adição de aspartato foi associada apenas a diferenças pequenas e significativas nas concentrações teciduais de ATP e CP no final do armazenamento. Mas houve uma redução significativa (três vezes) na acumulação do catabolito IMP no grupo tratado com aspartato. Kohno *et al;* (1987) também relataram uma falta de correlação entre a recuperação funcional de corações de ratos e os níveis teciduais de ATP e de nucleótidos de adenina totais no final de quatro horas de armazenamento simples a frio, tanto na sua solução cardioplégica como na solução de Collin.

Dois estudos anteriores de corações de ratos globalmente isquémicos a 370C (Wicom *et al;* 1982, Humphrey *et al;* 1987) concluíram que o grau de recuperação de ATP durante a reperfusão depende do nucleótido de adenina total (ATP + ADP + AMP) no tecido antes da reperfusão. Mas esta conclusão não foi apoiada pelos resultados obtidos por Choong *et al;* (1990) após preservação a longo prazo a 40C.

Uma diferença consistente entre os corações tratados com aspartato, que recuperaram a função, e os corações sem aspartato, que não recuperaram, foi o inchaço proeminente das mitocôndrias evidente nos últimos após a reperfusão, mas não no final do armazenamento. Esta diferença foi associada a níveis significativamente mais baixos de ATP, GTP e CP no final da reperfusão (Choong *et al;* 1990). Estes resultados sugerem que a lesão mitocondrial ocorre durante o armazenamento e se manifesta como inchaço e geração ineficiente de energia durante a reperfusão.

Uma explicação alternativa poderia ser a existência de alterações na distribuição do fluxo através da microvasculatura do miocárdio correspondendo ao fenómeno de "no-reflow" (Sheppard *et al;* 1988). Observou-se uma redução do fluxo coronário total nos corações que não conseguiram recuperar o fluxo adequado para algumas áreas do miocárdio. No entanto, em todos os grupos, a microvasculatura, tanto após o intervalo de armazenamento como após a reperfusão, estava bem preservada e totalmente dilatada. Para confirmar ou refutar esta hipótese são necessários mais estudos que possam efetivamente identificar a distribuição do fluxo na rede vascular.

Os corações presos com STH mostraram um aumento rápido e significativo (30%) no conteúdo de água do miocárdio em comparação com o valor pré-isquémico (6,286,0,160 ml/g de peso seco) e, no final do armazenamento, este ainda estava 15% acima do normal em ambos os grupos analisados. Durante a reperfusão subsequente, os corações tratados com aspartato foram capazes de reduzir o seu conteúdo de água e sódio, mas os corações tratados apenas com STH acumularam mais Na+ intracelular e tornaram-se ainda mais edematosos (Choong *et al;* 1990). Estas observações sugerem que a presença de aspartato facilitou a ação do sistema sódio-potássio ATPase, que é um mecanismo importante de regulação do volume celular. No entanto, ainda não é claro se o aspartato actua melhorando o fornecimento de energia ou reduzindo os danos nas membranas.

O cálcio tem um papel central no acoplamento entre excitação e contração, na ativação de bombas de iões e na estimulação de enzimas intra-mitocondriais para a produção de ATP (Carafoli *et al;* 1985). Sabe-se que o aumento da absorção de cálcio pelas mitocôndrias reduz a sua capacidade de produzir fosfatos de alta energia (Naylar *et al;* 1980). A reduzida acumulação de Ca++ associada à adição de L- aspartato pode, assim, ter aumentado consideravelmente a capacidade de fosforilação oxidativa mitocondrial na reperfusão. O facto de o tratamento com aspartato ter preservado a capacidade de fosforilação das mitocôndrias foi demonstrado pelos níveis normais de PC observados no final das 20 horas de preservação e pela recuperação substancial de ATP e PC durante os 30 minutos de reperfusão.

CONCLUSÃO

Esta revisão estabeleceu que a lesão isquémica do coração parado pode ser retardada através da redução da sua temperatura e da cardioplegia. Existe uma variedade de soluções cardioplégicas disponíveis, mas a investigação continua para melhorar a sua eficácia e, assim, prolongar a duração dos procedimentos cirúrgicos cardíacos. Uma estratégia consiste em fornecer substratos metabólicos para retardar a depleção de ATP durante a isquémia. A suplementação com aspartato mostra-se promissora a este respeito e também facilita a restauração dos níveis de ATP durante a reperfusão. É possível que a continuação da adição de aspartato na fase de reperfusão possa aumentar este efeito benéfico

8.5 REFERÊNCIAS

Bretschneider HJ, Huber G, Knoll D, Lohr B, Nordbeck H, Spieckerman PG. (1975) Resistência do miocárdio e tolerância à isquémia: bases fisiológicas e bioquímicas. *Journal of Thoracic Cardiovascular Surgery* (Torino) **16**: 241 - 260.

Berne R, Levy M. Physiology.3rd Edition.Mosby St. Louis 1993.

Carafoli E.(1985)The homeostasis of calcium in heart cells. *Journal of Molecularand cell Cardiology*, **17**: 203 - 212.

Choong YS, Gavin JB.(1990)O L-aspartato melhora a recuperação funcional de corações explantados armazenados em solução cardioplégica do St. Thomas Hospital a 40C. *Journal of Thoracic Cardiovascular Surgey* **99**: 510 -17.

Coetzee A, Kotze J, Louw J, Lochner A. (1986) Effect of oxygenated crystalloid cardiolegia on the functional and metabolic recovery of the isolated perfused rat heart.*Journal of Thoracic Cardiovascular Surgery* **91**: 259 - 569.

Copeland JG. Jones M, Sprag R, Stinson EB(1973).Preservação in vitro de corações caninos durante 24 a 28 horas após transplante ortotópico bem sucedido.*Ann Surgery* **178**: 687 - 692.

"Cardioplegia Delivery Systems" alojado no sítio Web da Universidade de Washington, St. Louis

Chambers J.D e. Fallouh H.B, (2010) "Cardioplegia and cardiac surgery: pharmacological arrest and cardioprotection during global ischemia and reperfusion," *Pharmacology & Therapeutics,* vol. **127**, no. 1, pp. 41-52,

Ghanta K, Shekar P.S, McGurk S, Rosborough D.M, and Aranki S.F, (2011) "Long-term survival and quality of life justify cardiac surgery in the very elderly patient," *The Annals of Thoracic Surgery,* vol. **92,** no. 3, pp. 851-857,

Gohra H. Mori F, ESato K. (1989) Efeitos da emulsão de fluorocarbono na preservação do coração canino durante 24 horas por perfusão coronária. *Thorac Surg* **48**: 96 - 103.

Guerraty A, Alvizatos P, Warner M, Hess M, Allen L, Lower RR.(1981) Successful orthotopic canine heart transplantation up to 24 hours of limit preferration. *J Thorac Cardiovasc Surg* **82**: 531 -537.

Geissler H.J* e Mehlhorn U, Departamento de Cirurgia Cardiotorácica, Universidade de Colónia

Gravlee G, Davis R, Utley J. Cardiopulonary Bypass Principles and Practice.Williams & Williams Baltimore 1993.

Hassan A, Newman A, Ko D.T,(2010) "Increasing rates of angioplasty versus bypass surgery in Canada, 1994-2005," *American Heart Journal*, vol. **160**, no. 5, pp. 958-965,

Humphrey SM, Cartner LA, Hollis DG.(1987) Critical early metabolic changes associated with myocardial recovery or failure after total ischaemia in the rat heart.*Basic Res Cardiol* **82**: 304 - 316.

Hearse DJ, Stewart DA,Braimbridge MV(1976)Proteção celular durante a isquémia do miocárdio: desenvolvimento e caraterização de um procedimento para a indução de paragem isquémica reversível.*Circ* **54**: 193 - 202.

Hearse DJ, Braimbridge MV, Jynge P, (eds): Protection of ischaemic myocardium.Cardioplegia 1981; NY, Raven Press.

Hensley F, Martin D. A Practical Approach to Cardiac Anesthesia, 2ª Edição. Little, Brown and Company, 1995.http://cancerweb.ncl.ac.uk/cgbin/omd?action=Search+

OMD&query=cardioplegia

Ingwall S,(2009) "Energy metabolism in heart failure and remodelling," *Cardiovascular Research*, vol. **81,** no. 3, pp. 412419,

Kaplan J Cardiac Anesthesia. 3ª Edição. W.B Saunders Company. 1993

Ledingham SJM, Braimbridge MV Hearse DJ. (1988) Proteção miocárdica melhorada por oxigenação da solução cardioplégica do Hospital St. *J ThoracCardiovasc Surg* **95**: 103 -111.

Kohno H, Shiki K, Tokunaga K, Ueno Y. (1987) Armazenamento a frio do coração de rato para transplante. Dois tipos de solução necessários para uma preservação óptima. *Journal of Thoracic Cardiovascular Surgery* **93**: 86 - 94.

Massberg S e Messmer K, (1998) "The nature of ischemia/reperfusion injury," Transplantation Proceedings, vol. **30**, no. 8, pp. 4217-4223,.

Nayler WG, Ferrari R, Williams A. (1980) Protective Effect of pretreatment with verapamil nifedipine and propranolol on mitochondrial function in the ishaemic and reperfused myocardium. *Am J Cardiol* **46**: 242-248.

Nicolini, A. Agostinelli, A. Vezzani, (2014) "A evolução da cirurgia cardiovascular no paciente idoso: uma revisão das opções actuais e resultados", BioMed Research International, vol. **2014,** Artigo ID 736298, 10 páginas.

Pausescu E, Mendler N, Grebhardt K, Sebeming F. (1978) Desempenho excecional na preservação do coração com um fluido de perfusão contendo aminoácidos. *World J* **Surg2**: 109 - 21

Pisarenko OI, Solomatina ES, Studneva IM, Ivanov VE, Kapelko VI, Smirnov VH. (1983a)Effect of Glutamic and aspartic acids on adenine nucleotides, nitrogenous compounds on contractile function during underperfusion of isolated heart. *J MolCell Cardiol* **15**: 53 - 60.

Rau EE, Shine KI, Gervais A, Douglas AM, Amos EC III. (1979) Enhanced mechanical recovery of anoxic and ischaemic myocardium by amino acid perfusion. *Am Physiol* **236**: H873 - 879.

Protor E, Parker R, (1968) Preservação de corações isolados durante 72 horas. *British medical Journal* **4**: 296 -298.

Sheppard AJ,Gavin JB. (1988)The transmural progression of the no-reflow phenomenon in globally ischaemic hearts.*Basic Res Cardiol* **83**: 622 - 617.

Wicomb WN, Cooper DKC, Hassoulas J, Ross AG, Barnard CN.(1982b)Ortotopitransplante de corações de babuíno após 24 horas de preservação por perfusão hipotérmica contínua com uma solução hiperosmolar oxigenada.J Thorac Cardiovasc Surgery **83**: 133 - 140

Yellon DM, Hausenloy DJ (2007) Myocardial reperfusion injury. N Engl J Med **357***: 1121-1135.*

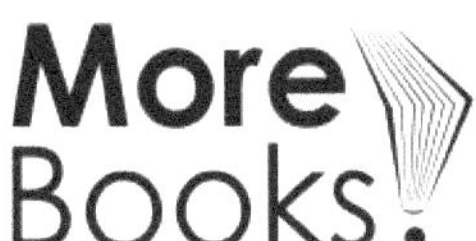

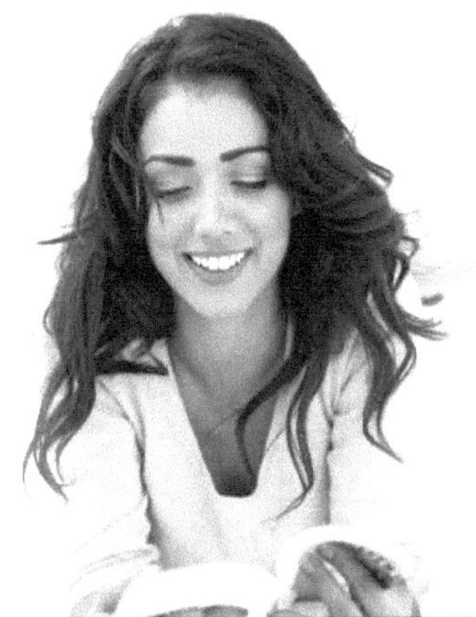

I want morebooks!

Buy your books fast and straightforward online - at one of world's fastest growing online book stores! Environmentally sound due to Print-on-Demand technologies.

Buy your books online at
www.morebooks.shop

Compre os seus livros mais rápido e diretamente na internet, em uma das livrarias on-line com o maior crescimento no mundo! Produção que protege o meio ambiente através das tecnologias de impressão sob demanda.

Compre os seus livros on-line em
www.morebooks.shop

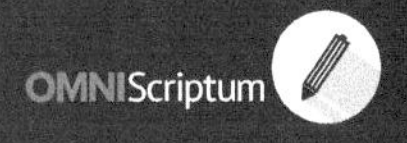

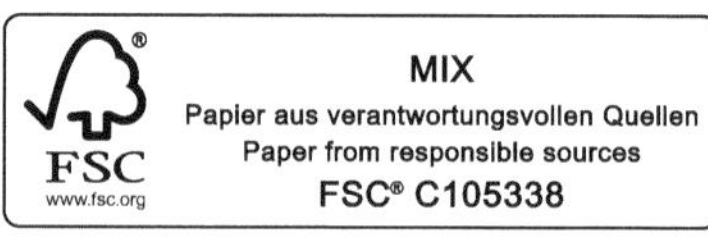

Printed by Books on Demand GmbH, Norderstedt / Germany